Charles Nicolle

Destin des maladies infectieuses

essai

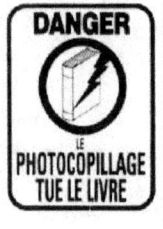
ISBN : 978-1539645603

10 9 8 7 6 5 4 3 2 1

Charles Nicolle

Destin des maladies infectieuses

essai

Table de Matières

Préface

Ces pages reproduisent, sous un titre à peine différent, l'essai que j'ai tenté dans mon livre : Nais*sance, vie et mort des Maladies infectieuses*. Elles le développent, le complètent ; elles lui apportent des aperçus et des chapitres nouveaux ; elles y introduisent des retouches.

Les hommes de laboratoire y prendront, peut-être, un meilleur intérêt. La plupart des pages nouvelles ont été écrites pour eux. De quelques-unes, l'auteur ne peut dire qu'il les ait écrites pour un autre que lui-même.

J'ai tenu à conserver, dans l'expression, la même langue que pour le premier ouvrage, langue aussi peu professionnelle que possible ; risquant le jeu difficile de m'adresser, à la fois, à des savants et au grand public instruit. La diversité de mon auditoire me conduisait, d'autre part, à donner, à certaines parties, un développement et une gravité qui contrastent avec les raccourcis et la vivacité de la majeure partie de l'oeuvre. J'éprouve, en me relisant, le sentiment de ce défaut d'harmonie. Je ne crois pas qu'un auteur plus adroit ait pu l'éviter entièrement.

On trouvera donc ici, piqués sur un fond de données admises, des morceaux plus résistants. On y relèvera aussi des suggestions et des enchaînements que je suis le premier à tenir pour téméraires.

Introduction aux leçons de la deuxième année

Avant d'aborder la substance même de ces leçons, j'estime qu'il est utile de nous entendre. Vous serez mieux assurés de ne pas perdre votre temps, si mon programme ne vous convient pas. De mon côté, j'aurai plus de chances de ne pas manquer le but hasardeux que je me suis proposé en me présentant à cette chaire.

J'ai traité de ce but dans les leçons de l'an passé. Il me faut y revenir brièvement.

L'objet de mon enseignement est de vous intéresser à l'avenir de la Médecine expérimentale. Cette science est aujourd'hui délaissée. L'activité des jeunes gens ne se porte plus vers les recherches de

Charles Nicolle

laboratoire.

Un tel état d'esprit s'explique. Toutes les périodes qui ont suivi les grandes calamités l'ont connu. L'humanité n'est pas encore guérie des séquelles morales de la guerre. Une inquiétude générale porte les meilleurs des hommes vers des satisfactions immédiates.

Il est cependant nécessaire que l'intelligence humaine ne se détourne pas d'une science qui a donné tant de preuves de son utilité et dont il est légitime d'attendre de nouveaux, d'incessants bienfaits. Cette reprise apparaît plus urgente encore dans notre nation que des qualités naturelles favorisent singulièrement pour la recherche originale. Une longue abstention de sa part ne serait pas seulement une perte pour l'universalité des hommes ; elle priverait notre pays de l'une de ses plus sûres valeurs.

Médecin, attaché à ces travaux, il m'a semblé que je pourrais plaider cette grande œuvre auprès d'un publie médical avec plus de chances de succès, peut-être, que ceux de mes collègues qui se sont spécialisés dans les recherches de laboratoire. C'est, du moins, ce que m'ont dit les collègues bienveillants qui m'ont conduit vers cette chaire. Et j'ai pensé, puisque je pouvais faire cet effort, que je m'y devais.

Je me propose donc tout d'abord, dans ces leçons, de chercher d'intéresser à la médecine expérimentale les jeunes médecins afin de déterminer chez eux des vocations. L'occasion qui m'est donnée de m'adresser, en même temps, à un public instruit me permet, en outre, si je suis assez heureux pour le toucher, de déterminer un mouvement d'opinion. Si la sympathie de ce publie, si la confiance des jeunes me manquaient, je n'aurais vraiment ici rien à faire.

Le titre de cette chaire est vaste. Il en perd signification. Pour enseigner la médecine, toute la médecine, besoin serait de la posséder toute. Je ne sais si, dans l'état de nos connaissances, il est une intelligence assez riche pour y prétendre.

J'avoue mon insuffisance sur la plupart des branches d'une science aussi étendue. Son enseignement régulier appartient aux Facultés. La mission des professeurs du Collège de France est de faire œuvre originale, si possible, par le choix des sujets, au moins par le point de vue, l'intention, la forme sous lesquels ils les traitent.

Intéresser, à la fois, les jeunes gens, les médecins et le public

Introduction aux leçons de la deuxième année

instruit qui m'écoute est une première difficulté. À celle-ci, il s'en ajoute une autre, plus grande. Certains de mes collègues me font l'honneur d'assister à ces leçons quand, sur bien des points de celles-ci, peut-être sur tous, ils pourraient parler en maîtres.

Je ferai de mon mieux pour satisfaire tous mes auditeurs. Je n'emploierai de termes techniques que ceux que j'aurai expliqués ; je m'abstiendrai même, autant que possible, du jargon scientifique. De la sorte, j'espère être compris des non initiés. J'élirai les questions les plus propres à stimuler l'intérêt des jeunes médecins. À certaines parties, surtout à l'exposé des opinions, je donnerai un développement plus grand, afin de ne pas lasser l'attention de mes pairs. L'ensemble n'offrira pas une parfaite harmonie. Je ne vois pas comment, parlant à un auditoire divers, je pourrais lui servir un discours uniforme.

Ces leçons seront donc consacrées, de préférence, à l'exposé d'idées générales, parfois philosophiques. Je chercherai, en toute occasion, à situer les questions médicales dans le cadre biologique. Séparées des phénomènes de la vie, elles ne présentent aucun sens. Microbiologiste, incompétent dans ce qui sort de mes préoccupations journalières, je ne traiterai guère que des maladies infectieuses.

Pour mener, au moins mal, mon entreprise, je dispose d'un certain nombre de moyens. De cette chaire d'abord ; j'y reviendrai en terminant. Ensuite, d'un laboratoire mis à ma disposition par l'Institut Pasteur. Ce laboratoire est bien petit. Tel qu'il est, il a commencé de fonctionner et de produire, grâce à l'activité de son excellent chef, le Dr Paul Giroud. Je veux espérer que notre installation prendra assez vite un plus grand développement et que nous pourrons y recevoir, y faire travailler les jeunes gens qui s'adresseront à nous. Plusieurs l'ont déjà fait ; je les remercie de leur confiance vis-à-vis du patron inconnu que je suis pour eux. Je ne puis leur promettre, pas plus qu'à ceux qui viendront par la suite, de les conduire d'emblée à de véritables découvertes. Ils pourront se rendre compte auprès de nous de leurs aptitudes et élaborer ce premier travail personnel de recherche que réalise une bonne thèse.

Dans ce laboratoire, ici la leçon terminée, aussi bien dans des ré-

Charles Nicolle

unions particulières, je me tiendrai à la disposition de ceux qui voudront me consulter, pour débattre avec eux des problèmes qui les intéressent, pour les guider, si je puis, dans leur carrière.

Mes leçons seront publiées, comme l'ont été celles de l'an passé, et, comme elles, largement distribuées. Elles prolongeront ainsi, sous forme, plus durable je l'espère, l'effet passager de mes paroles. Je me servirai des périodiques et des journaux qui me sont ou me seront libéralement ouverts afin de donner une publicité plus grande à mon entreprise et pour y intéresser, en plus du corps médical, le publie instruit, même le grand publie. Au besoin, je ne répugnerais pas à des actions plus vives. Il est certain que ce n'est pas par elles qu'il convient de commencer.

J'ai fait choix, pour l'enseignement de cette année, d'un vaste sujet que je vous définirai tout à l'heure. Il ne suffira pas au chiffre rituel des leçons. Je compte qu'il nous occupera pendant douze séances. Trois autres seront remplies par les leçons que je ferai au cours de microbiologie de l'Institut Pasteur. Vous y serez conviés. J'y joindrai, pour terminer, l'étude de questions que nous choisirons d'un accord commun par la suite [1].

Chapitre I : Maladies infectieuses et agents pathogènes

Les causes de nos maladies

Les maladies dont nous souffrons sont sans nombre comme sans mesure. Leurs causes, innombrables elles aussi, appartiennent à l'ordre naturel ; nous les rencontrons auprès de nous. Rien de ce qui l'entoure qui ne soit une menace pour l'homme : forces physiques, agents chimiques, êtres vivants.

Une insolation, le feu, le froid, une chute, une blessure : voici des causes physiques ; les empoisonnements, une brûlure par acides, la morsure d'un animal venimeux : des causes chimiques.

---

1 Les dernières leçons ont été consacrées à un commentaire anticipé d'un livre en voie d'impression : *La Nature ; conception et morale biologiques,* qui paraît en même temps que ce cours *(F.* Alcan, éditeur). Il n'a donc point paru utile de résumer ici ces leçons.

Hors ces forces et ces substances nocives, tout, dans nos maladies, relève de l'action d'agents vivants. Lors même que les agents inanimés nous frappent, à moins que leur violence déchaînée ne supprime du coup notre existence, nous voyons bientôt s'ajouter à leur action néfaste celle des êtres infiniment petits. Ce qui fait la gravité des blessures, ce sont, le plus souvent, leurs complications infectieuses.

De même, lorsque nous apportons en nous la maladie à l'heure de notre naissance, c'est aux mêmes causes, presque exclusivement aux agents pathogènes vivants, que nous devons ces tares.

Les agents des maladies infectieuses
Microbes et inframicrobes

La maladie infectieuse, telle qu'elle se présente à notre observation, est la réaction de notre organisme, de celui des animaux, des plantes, vis-à-vis des forces mauvaises que sont les infiniment petits.

Ces êtres, on les a nommés *microbes.* Les premiers dont nous ayons eu connaissance ont été révélés par le microscope.

Nous avons appris plus tard qu'il en était de moindres dimensions et si petits que les plus forts grossissements optiques ne nous permettent pas de les voir, même quand on a cherché à les rendre plus aisés à distinguer par l'emploi de solutions colorantes qui grossissent les objets qu'elles teignent.

De ces *moins que microbes,* nous pouvons, à la vérité, en reconnaître quelques-uns au moyen de l'ultramicroscope. Il donne leur image vivement éclairée sur fond noir, en même temps projetée et, par conséquent, à la fois grossie et inexacte. Comment reconnaître ces formes de tant de granulations banales qui les singent ?

La plupart des sous-microbes échappent à l'ultramicroscope. Sans les avoir vus, nous pouvons nous faire une idée de leurs dimensions, qui sont loin d'être les mêmes pour tous, par l'emploi des filtres de terre poreuse. Selon la substance employée et, pour une même substance, selon la technique de fabrication, les pores des filtres ont des calibres variables. Nous pouvons donc classer ces êtres imperceptibles suivant une échelle qui va, de dimensions voisines de celles des microbes les plus petits, jusqu'à des corpuscules infimes dont le volume ne dépasse pas celui de la plus petite masse vivante, la micelle.

On a donné à ces êtres invisibles le nom, bien mauvais, d'ultramicrobes par analogie de terme avec l'ultramicroscope. Mais, tandis que cet appareil permet de voir plus loin (ultra) que le microscope, le moins que microbe est, par définition, au-dessous (infra) des dimensions du microbe. Nous appellerons ces êtres du nom qui leur revient par droit de langage, les *inframicrobes*.

Microbes et inframicrobes, séparés seulement par des dimensions différentes et que relient au demeurant tous intermédiaires, sont les agents des maladies infectieuses.

La maladie infectieuse,
compagne constante de notre existence

Les maladies infectieuses sont les compagnes fatales, constantes de notre vie. Nous portons avec nous, à notre naissance, les germes de certaines. Ces germes peuvent se rencontrer déjà dans la cellule qui, par son développement physiologique, constitue finalement notre être, dans la cellule maternelle, l'ovule. Tel est le cas de certains de ces organismes spiralés, analogues à des ressorts à boudin, mobiles et contractiles, qu'on nomme spirochètes, tréponèmes et au groupe desquels appartient le microbe de la syphilis. Il nous est possible de déceler la présence de certains de ces germes dans les ovules, de les y voir au microscope. N'est-il pas logique de supposer que des formes invisibles de ces microbes et d'autres agents vivants, toujours invisibles ceux-là, se comportent de même ? L'existence des formes inframicrobiennes de l'agent de la syphilis et leur présence dans l'ovule n'est pas douteuse. Il est probable, bien que le fait soit moins clairement prouvé, que la cellule paternelle, le spermatozoïde, peut porter les mêmes germes pathogènes que l'ovule.

Les maladies dont l'agent existe en nous à l'origine même de notre vie, c'est-à-dire avant la fécondation ou bien du fait de celle-ci, doivent seules être nommées *héréditaires*.

De la conception à la naissance, s'étend une période au cours de laquelle l'être en voie de formation n'est, pour ainsi dire, que partie de l'organisme maternel. Il existe bien, entre le système circulatoire de la mère et celui de l'enfant qu'elle porte, un organe qui sert de filtre, le placenta. Cette barrière est fragile. Qu'il survienne la plus petite lésion des vaisseaux, les éléments figurés qui circulent dans le sang maternel passeront dans celui du petit et, parmi eux, les inframicrobes et les microbes.

Si la maladie est grave et brutale, l'hôte de l'utérus participe d'ordinaire à l'infection de la mère. Il peut guérir en elle, comme elle ; mourir en même temps qu'elle et en elle ; il peut, mort, être expulsé (alors que la mère peut survivre) ; il peut être expulsé malade et vivant (s'il est déjà assez développé) pour, ensuite, guérir rapidement ou mourir.

Dans le cas de maladies aigues moins brutales, l'enfant peut naître infecté et survivre. Souvent, dans ce cas, le développement ultérieur de la maladie le tuera après quelques semaines ; ainsi périssent un certain nombre de rejetons syphilitiques. Dans d'autres circonstances, l'enfant tient de sa mère les germes pathogènes qui, plus tard, tardivement, se développeront en lui ; il en est ainsi de la plupart des enfants, nés tuberculeux, lépreux ou syphilitiques.

Les maladies, contractées pendant la vie chez la mère, entre la conception et la naissance, sont les maladies *congénitales.*

Avons-nous échappé, ce qui, dans l'état de nos connaissances au moins, est le cas de beaucoup le plus fréquent, à l'infection héréditaire ou congénitale, à peine sommes-nous sortis des organes maternels que les infiniment petits s'exercent sur nous. Notre peau, notre tube digestif, nos cavités naturelles (narines, yeux) sont envahis. En quelques heures, d'aseptiques (sans microbes) que nous étions, nous voici contaminés, souillés, au même degré, quant au nombre total des germes, que les individus adultes de notre espèce.

La plupart de ces envahisseurs ne sont pas doués, il est vrai, de pouvoir pathogène pour nous, et l'organisme du nouveau-né, met en jeu, dès les premiers moments de la vie, les ressources actives de ses appareils tout neufs de défense.

De combien de maux pourtant et des plus cruels, l'enfant, dès cette heure, n'est-il pas menacé ? Les gens instruits connaissent l'ophtalmie purulente qui, dans les classes ignorantes et chez les peuples incultes, fait tant d'aveugles. Elle se contracte au moment même de l'accouchement par la souillure des conjonctives du nouveau-né, quand les mucosités des voies génitales de la mère contiennent le microbe, si répandu, de la blennorragie, le gonocoque.

La petite plaie de l'ombilic, consécutive à la section du cordon, peut, si elle n'est pas soignée, se trouver infectée par les microbes de la suppuration, de l'érysipèle, du tétanos. Combien peu de nouveau-nés ne montrent pas, dès les premiers jours, de la rougeur en certains plis cutanés, un bouton, un rhume insignifiant ? Ces minimes accidents sont l'effet des premiers contacts avec les microbes. La plupart guérissent d'eux-mêmes ou bien sont enrayés par de simples soins de propreté. Il ne faut pas attendre souvent bien longtemps pour voir se déclarer, chez le nouveau-né, le fléau des diarrhées sévères, si fréquemment mortelles. Et, dans le cas où nous n'observons rien d'anormal, lorsque l'enfant paraît indemne, sain, que nous nous louons de le voir augmenter de poids, s'établir vigoureusement dans la vie, sommes-nous assurés qu'il ne se joue pas, en cet instant, une partie insidieuse dont les suites n'apparaîtront que plus tard, sans qu'on puisse soupçonner alors le lien qui les attache aux premiers temps de l'existence. On sait aujourd'hui que le bacille de la tuberculose traverse le tube digestif du nouveau-né, et, sans doute, cette contamination est-elle, comme le croît A. Calmette, le point de départ ordinaire de la tuberculose dans notre espèce.

Si l'on veut se rendre compte des combats insoupçonnés, dangereux qui se livrent obscurément, dès les premières heures de la vie, qu'on se mette dans l'esprit l'histoire des spirella, telle que l'ont découverte et nous l'ont apprise 0. Duboscq et Ch. Lebailly.

Ouvrons l'estomac d'un chien adulte qui vient de mourir ; grattons, après l'avoir lavée, la surface de la muqueuse ; le scalpel ramènera les cellules de revêtement de celle-ci, les cellules épithéliales. Ce ne sont pas des cellules banales ; elles jouent un rôle dans la digestion et, d'ailleurs, ce que nous allons constater chez elles se constate tout aussi bien sur les cellules des glandes de l'organe. Délayons, pour suivre l'expérience, un peu du produit de raclage dans de l'eau salée, mettons une parcelle de cette suspension entre une lame et une lamelle de verre et portons la préparation, ainsi faite, à l'ultramicroscope. Nous verrons que les cellules épithéliales de l'estomac du chien contiennent des microbes spiralés, énormes, occupant parfois la majeure partie de la cellule. Ce sont les spirella.

L'estomac d'un chien nouveau-né ne montre rien de semblable. Il suffit d'attendre quelques heures pour que les spirella y paraissent, Elles sont venues de la mère, vraisemblablement par sa langue, chargée des souillures de son anus à elle, et qui lèche le nouveau-né. L'infection sans symptômes et sans conséquences sans doute, date de la naissance ; elle se maintient toute la vie. De quelle portée n'est pas cette leçon ? Quand on constate les dimensions d'une spirella, comment ne pas imaginer que des micro-organismes de moindre volume, invisibles, insoupçonnables, puissent pénétrer en nous dès les mêmes heures, y pénétrer les jours suivants par les baisers, les doigts de ceux qui nous approchent, par tous les contacts humains, par ceux avec les animaux. Si ces germes sont les agents de maladies à longue portée, nous voici ensemencés. À peine avons-nous ouvert le livre des maladies infectieuses que nous nous voyons envahis par elles dès les premiers temps de la naissance.

Plus tard, il n'est pas une minute de notre vie où la maladie infectieuse ne nous menace. Combien peu d'enfants échappent à la rougeole, à la coqueluche ? On connaît la fréquence de la varicelle, des oreillons. Ce sont là, graves ou non, des maladies aiguës. Dès la fin de l'adolescence, souvent même avant, chacun de nous souffre de quelque mal chronique : les uns sont sujets aux rhumes et à leurs complications du côté des oreilles, de la gorge ; d'autres aux angines, aux bronchites ; ceux-là aux inflammations des yeux, aux furoncles. Des accidents que l'habitude nous rend familiers, des maux que leur universalité rend banaux : la carie dentaire, la diarrhée, les verrues sont bel et bien des maladies infectieuses.

Et nous ne croyons pas utile d'insister sur les plus graves, auxquelles chacun pense pour les avoir éprouvées ou pour les craintes qu'ils en éprouvent, songeant à eux-mêmes et aux leurs : tuberculose, syphilis, fièvre typhoïde, fléaux des nations les plus évoluées ; paludisme, trachome, dysenterie, plaies affreuses des pays coloniaux ; et les grandes pandémies, la peste, le choléra, le fièvre jaune, le typhus exanthématique, la variole contre lesquelles nous sommes plus ou moins armés par des vaccins, par l'hygiène, la grippe contre laquelle nous ne pouvons rien actuellement.

Charles Nicolle

Nous avons dit que, s'il se rencontrait des cas où un accident d'ordre physique ou bien chimique causait notre mort par sa brutale violence, exceptionnels étaient ceux où la maladie infectieuse n'y ajoutait pas ses rigueurs. Tel est le cas des complications microbiennes des blessures.

Les maladies infectieuses, leçon de solidarité entre les hommes

La connaissance des maladies infectieuses enseigne aux hommes qu'ils sont frères et solidaires. Nous sommes frères parce que le même danger nous menace, solidaires parce que la contagion nous vient le plus souvent de nos semblables. Nous sommes aussi, à ce point de vue, quels que soient nos sentiments vis-à-vis d'eux, solidaires des animaux, surtout des bêtes domestiques. Les animaux portent souvent les germes de nos infections et, d'autre part, les pertes que causent les maladies du bétail frappent durement l'économie humaine.

Ne serait-ce pas une raison suffisante, terre à terre, égoïste, pour que les hommes regardent avec sollicitude les êtres qui les entourent, une raison majeure pour qu'ils fassent trêve à leurs propres discordes et s'unissent fraternellement contre l'ennemi commun. N'avons-nous pas assez de ces misères, de la méchanceté du destin dont nul ne porte la responsabilité, pour nous créer des maux nouveaux, inhumains et criminels ? Il est banal de penser et de dire qu'avec le prix d'un obus on sauverait bien des vies humaines, qu'avec celui d'un cuirassé on bâtirait et doterait des laboratoires, féconds en découvertes, et que, si les hommes avaient mis à la disposition des savants, le budget de la dernière guerre, ces intelligences pacifiques auraient fait reculé, effacé peut-être plusieurs de nos maladies les plus graves. Mais les préjugés, la folie, la perversité des hommes sont tels que, s'ils le pouvaient, ils mobiliseraient nos maux et s'en feraient des instruments de spoliation, de conquête.

Et, pourtant, quelles leçons donnent à la communauté des hommes ceux de leurs semblables qui ont su secouer ces liens honteux du passé ? Tout d'abord ceux que leur abnégation a conduits, pour l'étude, au sacrifice d'eux-mêmes. Il n'est pas une nation qui n'ait offert à l'humanité ses héros volontaires ; les nommer ne serait que lever un instant leur suaire pour permettre à l'ingratitude de s'appesantir de nouveau sur eux. Point de flamme offensante sur nos morts inconnus !

Mieux vaut ouvrir un livre de pathologie et chercher la part des diverses nations dans nos acquisitions les plus précieuses. Prenons, au hasard, le paludisme. Les premières connaissances cliniques en remontent à l'antiquité ; Van Swieten, un hollandais, les formule de façon impérissable ; un français, Laveran, découvre son parasite ; un anglais, Ronald Ross, et un italien, Grassi, montrent son mode de transmission par les moustiques ; les propriétés du quinquina sont reconnues par les Espagnols. Pelletier et Caventou, français, isolent la quinine. Maillot, français aussi, en généralise l'emploi pour le traitement de la maladie ; un allemand, Robert Koch, trace les règles de la quininisation préventive.

Au hasard encore, citons la diphtérie : des Français, Bretonneau, Trousseau, l'isolent du groupe, confus jusqu'à eux, des angines et des laryngites. Un Allemand, Klebs, constate, le premier, dans les exsudats, la- présence d'une bactérie particulière. Un autre Allemand, Lœffler, cultive ce microbe et prouve son rôle pathogène. E. Roux, français, étudie le poison diphtérique. Avec ce poison, inoculé au cheval, l'Allemand Behring crée la sérothérapie curative. Le Français Ramon prépare avec le même poison, heureusement modifié, le vaccin préventif de la maladie. Est-il plus éloquente leçon que cette bienfaisante alternance entre deux nations qu'une sanglante politique persiste à dresser l'une contre l'autre.

Nous pourrions multiplier les exemples. Quels résultats féconds quand les efforts des peuples s'unissent !

Que de résultats bienfaisants, d'autre part, suivraient l'action des nations civilisées si, prenant sincèrement en tutelle les peuples mineurs, ces nations de haute culture comprenaient la noblesse de leur mission. Il n'est que deux conquérants louables : l'éducateur et le médecin. Leur action est la seule raison, la seule excuse de l'emprise des peuples puissants sur les plus faibles. Le reste est enrichissement, augmentation de puissance, orgueil, sport et crimes, en attendant le juste retour de tout attentat aux lois naturelles : la

Charles Nicolle

rivalité des autres nations de proie, le dépeuplement, donc la ruine, des régions conquises, la haine, la révolte, et l'extension aux vainqueurs des maladies du vaincu.

Mais il est temps d'entrer dans le sujet de ces conférences. Encore, avant d'y entrer, dois-je le définir.

Sujet de ces conférences

Le titre que j'ai donné à ces conférences : *Destin des maladies infectieuses,* demande à être précisé.

Toute maladie infectieuse peut présenter trois modes d'existence : individuelle, collective, historique.

Individuelle, elle a son début, son cours et sa terminaison chez l'individu qui en souffre : homme, animal, plante.

Collective, elle frappe un groupe d'êtres, vivant au contact les uns des autres dans des conditions analogues ; ou bien, douée d'un pouvoir contagieux extrême, elle passe d'un groupe à un autre, pouvant atteindre toute une région, faire même, comme la grippe, en quelques mois le tour du globe. L'épidémie a son commencement, son évolution, sa fin.

L'existence *historique* de la maladie est sa vie à travers les âges. On est en droit de lui supposer, comme à tout ce qui vit, une origine (naissance) et une fin (mort).

C'est cette existence historique, ce *destin* qui fera exactement l'objet de nos entretiens. J'aurai à répondre, dans les mesures où nos connaissances y autorisent, à des questions que vous vous êtes posées, que chaque esprit réfléchi, même seulement curieux, se pose : les maladies infectieuses que nous observons ont-elles toujours existé ? En est-il, parmi elles, qui soient apparues au cours de l'histoire ? Peut-on supposer qu'il en paraîtra de nouvelles ? Peut-on supposer que certaines de ces maladies disparaîtront ? En est-il déjà disparu ? Enfin, que deviendront l'humanité et les bêtes domestiques si, du fait des contacts de plus en plus fréquents entre hommes, le nombre des maladies infectieuses continue d'augmenter ?

Pour envisager ces problèmes et tenter de leur donner une réponse, il me sera utile de traiter, tout d'abord, de l'existence individuelle et de l'existence collective des maladies infectieuses, c'est-à-dire de la façon dont ces maladies s'exercent actuellement, de leur début, de leur cours et de leur fin chez un sujet déterminé et dans une collectivité.

Les plantes souffrent, comme les animaux, de maladies infectieuses. Certaines de celles-ci présentent avec les infections animales des traits communs. Cependant, elles s'en distinguent toutes par des caractères à elles : un végétal ne réagit pas vis-à-vis de l'agent pathogène qui l'attaque de la même façon que l'animal devant le microbe ou l'inframicrobe.

Le sujet dont nous devons nous occuper est trop étendu pour qu'il nous soit possible, à défaut d'un chapitre spécial, d'accorder plus que de rares allusions à la pathologie infectieuse des plantes.

Diversité clinique des maladies infectieuses

Procédant du connu à l'inconnu - il n'est pas d'autre méthode de nous instruire - c'est par l'étude de la vie des maladies qu'il nous faut commencer. Après avoir étudié les conditions dans lesquelles les maladies se présentent, évoluent actuellement devant nos yeux, nous pourrons essayer de nous les figurer dans le temps et envisager leur origine et leur fin. Tout d'abord, quels moyens avons-nous de connaître les maladies infectieuses, de les distinguer entre elles, de nous rendre compte, par conséquent, de leur existence, et comment déceler leur nature ?

C'est par le moyen de nos sens, rendus plus sensibles grâce à l'emploi d'instruments spéciaux, c'est par d'autres instruments, des réactions, des méthodes où nos sens ne jouent qu'un rôle enregistreur, que nous parvenons à connaître les maladies. La première acquisition clinique remonte aux timides essais d'intelligences primitives éveillées et patientes. Que de siècles, que d'efforts appliqués, de progrès techniques, d'analyses, d'associations d'images, d'idées, il a fallu ensuite au cerveau humain pour établir cet ensemble de types morbides qui constitue la pathologie infectieuse et auquel nous avons, nous aurons toujours à reprendre, sans cesse à ajouter.

Charles Nicolle

Pour donner une idée de sa complexité, représentons-nous l'étonnement de l'étudiant qui ouvre, pour la première fois, une encyclopédie médicale, mieux encore son vertige devant la diversité des malades qui peuplent un hôpital. Les premiers contacts de l'étudiant avec la médecine sont suivis de découragement. Comment se reconnaître au milieu de tant de maux, comment distinguer ce qui se passe chez le malade et, dans les livres, derrière les définitions et les étiquettes ? Heureux celui auquel un aîné obligeant et instruit apporte ses lumières.

Nature et diversité des agents
des maladies infectieuses

Si les maladies infectieuses sont diverses, nous savons, depuis Pasteur, que leur diversité résulte de la diversité des agents pathogènes qui les causent et des manières de faire différentes de ces agents.

Sans entrer dans des précisions dont certaines, les plus significatives, seront présentées par la suite, il nous faut dire ici, grossièrement, en bloc, à quelles catégories d'êtres appartiennent les microbes, Pour les inframicrobes, le problème est des plus délicats à résoudre. Il nécessitera que nous en discutions longuement avant d'oser de téméraires hypothèses.

Les microbes sont les plus petits des êtres visibles. Il est naturel que nous y cherchions, logique que nous y trouvions, des représentants du règne animal et des plantes.

Les premiers sont les moins nombreux. Certains ont une grande importance : tels les agents qui causent le paludisme, les hématozoaires, et qui représentent, non pas une, mais plusieurs espèces ; tels encore ceux de la maladie du sommeil et des infections animales voisines, les trypanosomes ; tels les infusoires flagellés du kala azar et du bouton d'Orient ; telle l'amibe dysentérique.

Les microbes du règne végétal appartiennent les uns à la classe des champignons, les autres à celle des algues. Les microbes des teignes, du muguet, de l'actinomycose sont des champignons. La plupart des microbes pathogènes connus sont des algues inférieures, dépourvues de chlorophylle et qu'on rapproche des cyanophycées, c'est-à-dire des algues bleues qui peuplent les eaux douces ; on donne à leur groupe le nom de bactéries. Tels sont, pour ne citer que les plus connus, les microbes de la fièvre typhoïde, du choléra, de la peste, des suppurations (staphylocoque, streptocoque, gonocoque), du tétanos, de la pneumonie, du charbon, de la morve et, bien que certains de leurs caractères les rapprochent des champignons, ceux de la diphtérie, de la tuberculose, de la lèpre.

Il est des microbes plus délicats à classer comme les spirochètes ; il semble que ce sont des bactéries.

La nature des inframicrobes est très discutée. Il en est, parmi eux, qui ne représentent que des stades invisibles de bactéries ; d'autres, sans doute, sont des bactéries très petites. En est-il ainsi de tous ?

J'ai dit que nous en traiterons dans un chapitre spécial. Et, d'ailleurs, au rang inférieur de l'échelle des êtres, peut-être est-il vain de chercher à distinguer le règne animal du végétal.

Retenons la multiplicité de nature des agents pathogènes. Elle nous explique la diversité des maladies qu'ils engendrent.

Diversité d'action des agents des maladies infectieuses

Certains des agents vivants de nos maladies agissent en brutaux. Pénétrés par la plus petite effraction de notre peau, parfois inoculés par la piqûre d'un invertébré (insecte, acarien), parfois doués d'un tel pouvoir offensant qu'ils traversent les muqueuses intactes, en particulier celles des yeux, du nez, de la gorge et la muqueuse digestive, ne rencontrant, au moins tout d'abord, aucune résistance de la part de l'organisme surpris, ils ont tôt fait d'envahir le sang, de s'y multiplier, d'y foisonner, comme ils le feraient dans un milieu de culture favorable et inerte.

Ces germes déterminent surtout des fièvres, des troubles du système nerveux (maux de tête, douleurs, stupeur, délire), des éruptions, caractéristiques de certaines de ces maladies : les fièvres éruptives (variole, scarlatine, rougeole, fièvres exanthématiques) et qui manquent dans d'autres : paludisme, fièvres récurrentes.

D'autres germes pénètrent presque aussi brutalement ; mais, à la

Charles Nicolle

période d'envahissement, fait suite une phase de localisation particulière : le microbe de la pneumonie se cantonne dans un lobe du poumon, celui de la fièvre typhoïde se multiplie principalement dans le tissu ganglionnaire (rate, intestin), ceux des méningites aiguës autour du cerveau.

La multiplication de certains microbes, particulièrement actifs, peut se faire seulement dans les régions qu'ils ont attaquées : le microbe du choléra, celui de la dysenterie bacillaire foisonnent à la surface de l'intestin et ne pénètrent pas dans le sang du malade.

Le développement local n'est, pour d'autres agents pathogènes, qu'une étape préparatoire à l'envahissement de l'organisme. Le microbe de la syphilis se multiplie au point d'inoculation et y détermine une lésion limitée, particulière, le chancre induré, avant d'envahir les ganglions voisins, puis tout l'être. Le microbe de la peste offre, d'ordinaire, une première phase de développement ganglionnaire ; il n'infecte qu'ensuite le système sanguin. Le microbe de la tuberculose se localise, souvent aussi, dans un ganglion pour y demeurer indéfiniment ou bien, l'ayant frappé, il va contaminer d'autres ganglions, d'autres organes.

Il est, parmi ces ennemis particulièrement actifs, des germes qui n'ont aucune tendance à envahir l'organisme. Cantonnés au point qu'ils ont touché, au tissu qu'ils affectionnent, ils se contentent d'y camper, de s'y fortifier et, s'ils semblent agir aussi brutalement que les microbes envahisseurs, c'est qu'ils secrètent des poisons extrêmement nocifs qui vont causer au loin les troubles les plus graves. Tels sont le microbe de la diphtérie dont le poison lèse à distance le tissu rénal et le tissu nerveux ; celui du tétanos, complication redoutable des plaies ; celui d'une infection alimentaire terrible, le botulisme, tous deux poisons des cellules nerveuses, et, dans une mesure à peine moindre, ceux du choléra et de la dysenterie bacillaire.

Infiniment petits dont la virulence assure la multiplication intensive et l'envahissement brutal de l'organisme, microbes sécréteurs de poisons rapidement actifs sont les personnages les plus représentatifs parmi les agents des maladies infectieuses.

Ils ne sont ni les plus nombreux ni les seuls redoutables. Moins bruyants, plus lents dans leur action envahissante, d'autres peuvent leur disputer la malfaisance. Nous avons déjà parlé du bacille de la tuberculose. Apprenons à le mieux connaître, au moins dans ses allures générales. Il pénètre, d'ordinaire, sournoisement dans les premiers temps de la vie par notre tube digestif ; de cette porte d'entrée, il va se localiser dans les ganglions voisins du poumon et là, protégé par la résistance des substances de nature cireuse qui constituent son enveloppe, peu dangereux et tenace, il attend, durant des mois ou des années, que le moindre affaiblissement de l'individu qui le porte lui permette de gagner, d'envahir le tissu pulmonaire. Le même microbe peut, de ses premières positions, infecter nos os, nos articulations ; il peut en disparaître après un temps variable, y persister indéfiniment ou bien, pris d'une activité subite, violente, tuer l'enfant en envahissant les méninges. Le microbe de la morve, celui de la lèpre se comportent sensiblement de même manière.

Le tréponème de la syphilis, après le stade de généralisation dont nous avons parlé, va souvent se localiser dans certains organes. Il y crée des lésions qui ne se révèleront qu'à la distance de plusieurs années et par des symptômes si particuliers qu'on avait considéré, jusqu'à Fournier, les états morbides qu'ils caractérisent : ataxie, paralysie générale, comme des maladies spéciales, Ricord qui a tant fait pour reconstituer, dans son ensemble, le tableau de la syphilis, oublié depuis le moment de l'apparition de ce mal au temps de la Renaissance, a dit, très justement, que la syphilis était un drame, employant cette expression dans le sens antique d'action. C'est le plus touffu, le plus complexe des drames.

Voici maintenant de moindres personnages de la troupe microbienne ; mais, dans les bonnes compagnies, il n'est pas de rôle qui ne fournisse une carrière à qui sait le faire valoir. Certains n'ont aucune tendance à pulluler en dehors des surfaces, des cavités, des conduits pour lesquels ils montrent une prédilection fâcheuse et qu'ils infectent : microbes des teignes, des conjonctivites, de certaines stomatites, rhinites, pharyngites ; et, à côté d'eux, parmi eux, il en est qui peuvent quitter subitement leur repos et prendre une attitude envahissante. Le microbe d'une conjonctivite, d'ordinaire banale, ulcérant la cornée, détruit l'œil. De proche en proche, le microbe d'un simple rhume attaquera l'oreille, rendra sourd ou bien, de cette étape, il envahira les méninges et tuera. Le gono-

coque, habitué de l'urètre, peut gagner les testicules, amener la sté-
rilité ou bien envahir à distance les articulations, même se fixer sur
le coeur.

Il n'est pas jusqu'aux germes vulgaires des accidents les plus loca-
lisés qui ne puissent présenter une malignité soudaine, pour peu
que notre résistance faiblisse. Une plaie insignifiante prend parfois, chez un diabétique, une gravité mortelle ; à plus forte raison,
la pneumonie franche que la plupart des adultes subissent vaillam-
ment, enlève le diabétique ou le vieillard en quelques heures.

Souvent, enfin, une maladie infectieuse, en paralysant par son développement les moyens de défense du sujet atteint, donne l'occasion de se développer à une autre. On dit, dans ce cas, que celle-ci
constitue une complication de la première. Ce serait méconnaître
la gravité propre de l'infection nouvelle que de ne lui accorder
qu'un rôle de second plan, parce qu'on la nomme secondaire. Les
infections secondaires causent souvent plus de dégâts, de morts
que celles qui leur ont ouvert la porte. La grippe, la rougeole ne
tuent pas d'ordinaire par elles-mêmes ; elles tuent fréquemment par
leurs complications infectieuses. De celles-ci, certaines viennent
du dehors et, par passages répétés, prennent une gravité de plus
en plus grande ; c'est pourquoi la promiscuité, l'entassement sont si
dangereux, et que si néfastes sont les hôpitaux, les asiles d'enfants,
les écoles. La plupart, celles-là même à leur origine, ont pour cause
des microbes pathogènes qui habitent en nous. Tolérés parce que,
du fait de leurs atteintes anciennes, successives, l'organisme qui les
porte a acquis une résistance de plus en plus grande, en apparence
parfaite, à leurs méfaits, ils sortent de leur sommeil à la faveur de
l'affaiblissement des fonctions de défense qu'amène la première infection. En un instant, ils redeviennent ce qu'ils étaient autrefois,
des ennemis parmi les pires. Ces microbes sont d'espèces limitées,
ce qui ne veut pas dire qu'il n'y ait point de nombreux types pour
chaque espèce : streptocoques, pneumocoques, ou bien moindres
seigneurs : bacilles de Pfeiffer, entérocoques, et la légion profi-
teuse des colibacilles. Pour désigner ces germes, auxquels d'autres,
comme nous l'avons dit, font le chemin, ouvrent la porte, mon frère
Maurice Nicolle a imaginé le terme heureux de *microbes de sortie*.
Il en est, parmi eux, dont la sortie est si ordinaire avec un virus déterminé qu'elle donne à penser qu'une cause, autre que l'occasion,

les fait se succéder l'un à l'autre. Nous reviendrons sur la signification de cette concordance. Relatons le fait général qui reste vrai, la personnalité microbienne de la plupart, au moins, des infections secondaires et, par conséquent, la tendance des agents pathogènes à s'associer. Cette association, hautement nuisible, complique en même temps les problèmes que la pathologie nous pose.

À chacun des modes d'activité des microbes (et nous n'avons cité que les plus parlants), correspond un ensemble particulier de symptômes. Tant que l'on n'a pas eu, pour fixer le domaine de chaque infection, la connaissance de son agent causal, les cadres des maladies ont manqué de fixité, de certitude. C'est la connaissance de ces causes qui a donné à la pathologie infectieuse sa physionomie rationnelle. Il est juste cependant de reconnaître qu'avant Pasteur, auquel nous devons cet immense progrès, la sagacité des médecins avait, au cours de siècles de simple observation, distingué, délimité, qualifié un bon nombre, le plus grand nombre des maladies que nous étiquetons aujourd'hui avec assurance.

La maladie infectieuse, phénomène biologique

Les agents des maladies infectieuses sont multiples, leurs moyens d'action divers. Sans cesse, ces ennemis rôdent autour de nous ; sans cesse, ils nous menacent et nous attaquent. Confondant l'effet et la cause, maladie et agent pathogène, nous donnons à celle-là les caractères de celui-ci. Nous nous faisons de la maladie une image vivante. Ce n'est pas une erreur. La maladie infectieuse porte les caractères de la vie. Elle les doit, à la fois, à sa cause animée et à la réaction des cellules de nos organes qui, elles aussi, sont des êtres vivants.

Ce n'est donc pas par simple artifice de langage que nous pouvons parler de la vie d'une maladie infectieuse, de sa naissance et de sa mort, c'est-à-dire de son destin et, par conséquent, reconnaître à cette maladie les qualités qui caractérisent l'existence.

La vie se caractérise par la *continuité*. Alors que les forces physiques s'épuisent, s'éteignent ou plutôt paraissent s'épuiser et s'éteindre, en tout cas deviennent tout autres en se transformant, la vie se conserve, se prolonge, dure, avec des caractères propres à

Charles Nicolle

chaque être.

Pour se conserver, se transmettre, la nature profite de toutes les circonstances. Un liquide, enfermé sous pression, filtre par les interstices qu'il rencontre, pores invisibles aussi bien que brèches évidentes ; de même, la vie use des moindres possibilités pour se perpétuer, quels que soient les changements, les altérations, les monstruosités auxquels la nécessité l'oblige. Il n'est pas d'essais qu'elle ne tente, des plus simples aux plus osés. Si rarement qu'elle y réussisse (elle échoue piteusement le plus souvent, n'ayant pour conseiller que le hasard et pour associé que le temps), elle y réussit parfois, et la forme qui survit sauve l'avenir.

La matière vivante est donc infiniment malléable, ses transformations, ses figures, sans nombre. Nous verrons plus loin qu'une autre propriété de la vie est, en ses écarts, la tendance au retour en arrière, plus justement *la tendance à l'équilibre*. Pour le moment, ne retenons de ce qui vient d'être dit que cette capacité invétérée, multiple, de différenciation.

La maladie infectieuse, phénomène biologique, porte les caractères de ces phénomènes. Elle tend, à la fois, à se perpétuer et, pour assurer cette perpétuité, à se modifier suivant les circonstances. Une maladie infectieuse change, évolue sans cesse.

Nécessité d'aborder l'étude des maladies infectieuses avec un esprit biologique

La maladie infectieuse se présente donc à nous de tout autre façon qu'un phénomène mécanique, physique, qu'une réaction entre substances de nature chimique différente. Tant que les conditions de l'expérience ne changent pas, cette réaction, ces phénomènes se produisent, se répètent exactement de même manière. La pesanteur, l'optique, l'acoustique, la combustion du soufre, la rouille n'ont pas changé, leurs lois sont les mêmes depuis que se sont produites les conditions lointaines qui les commandent. À plus forte raison, les lois d'ordre mathématique n'ont pu varier, sauf dans l'esprit et les livres des hommes, et, quel que doive être le destin des êtres et des choses, elles ne varieront jamais. Tandis que les maladies infectieuses, comme tous les phénomènes vivants, ne sont plus aujourd'hui ce qu'elles étaient hier et ne sont pas aujourd'hui ce qu'elles seront demain. On peut même avancer qu'entre le début et la fin de nos observations et de nos expériences, il y a changement.

On comprend, par conséquent, qu'il ne soit pas bon, pour aborder l'étude des maladies infectieuses, d'y apporter l'esprit, les méthodes dont le mathématicien, le physicien, le chimiste font un si juste emploi dans leurs recherches. Sans doute, nul, parmi les biologistes, ne l'ignore ou ne le nie, les actes de la vie se résolvent en faits d'ordre physico-chimique ; mais le moindre phénomène vivant constitue un ensemble si complexe qu'aucun progrès ne saurait être réalisé, si l'on en abordait l'étude avec un esprit uniquement mécaniste. La composition chimique d'un microbe pathogène, si utile qu'elle soit à connaître, celle du tissu que ce microbe envahit, ne peuvent guère nous éclairer, du moins aujourd'hui, sur cette propriété variable et fragile qu'est la virulence. Aussi est-il préférable de ne pas attendre, pour l'étude de cette propriété, que des progrès ultérieurs, sans doute bien éloignés, peut-être irréalisables, la ramènent à un substratum ou à des formules ; mais de la considérer sous l'aspect complexe et particulier qu'elle revêt, de lui chercher des caractères biologiques, de provoquer ses variations, de l'utiliser, la dompter, la traiter enfin, pour le progrès de nos connaissances et pour le bien des hommes, comme s'il s'agissait d'une combinaison indécomposable et d'un ordre particulier auquel nous pourrions donner le nom de vital, à condition de ne lui attacher qu'un sens utilitaire et provisoire.

Pour la même raison, parce que la maladie est un complexe et qu'elle change sans cesse, nous devons nous méfier, dans son étude, des figurations du langage, ordinaire aux sciences exactes, de la conclusion, de, l'expression même. Ce n'est pas que ces méthodes soient inutiles. Elles rendent de précieux services. Elles fournissent des appuis provisoires d'où l'esprit des découvreurs peut s'élancer, pour le bond en avant, dans le territoire vierge où lèvent les découvertes. Elles permettent de . se comprendre entre savants, d'enseigner, de porter les points acquis au tableau de nos connaissances.

Tout en les utilisant, il nous faut nous défier de ces armes. Jamais, nous ne devons oublier que les faits dont nous nous occupons sont mouvants, qu'aucune formule ne peut les fixer, les définir, que nous n'en apercevons qu'un tronçon, que les commencements

Charles Nicolle

nous échappent, que le phénomène se modifie entre nos mains et, par conséquent, que ce que nous prononçons, ce que nous imprimons, n'est qu'une traduction maladroite, incomplète d'un aspect momentané, d'une seconde au cadran illimité du temps.

Pour les mêmes raisons, il ne saurait y avoir, dans le domaine de la vie, aucune conclusion d'ensemble, aucune conquête définitive. Nous n'y rencontrerons pas l'inébranlable Vérité parce qu'elle ne saurait s'y trouver ; mais des aspects de petites vérités, à la fois infimes et fugaces, fantômes ou lueurs, bien peu de choses pour nos trophées. Nous avançons sur une route qui se divise sans cesse, qui marche elle-même ; nous avançons sans pouvoir espérer jamais qu'un instant le mouvement s'arrête, que le nombre des chemins nouveaux se réduise, ni qu'il y ait, au bout d'une seule de ces routes, un terme.

A condition de prendre l'imagination pour guide et de la savoir infidèle, il n'est pas peut-être de plus beau voyage.

Il faut, dans notre étude, se méfier même de la raison, de la logique

Quels que soient les problèmes auxquels notre esprit s'attaque, l'arme la plus sûre que nous possédions pour les forcer est le raisonnement, la logique. C'est la conscience de la valeur d'un tel instrument et sa pratique qui ont fait l'homme civilisé et qui nous distinguent des peuples primitifs ou incultes. Nous attribuons ce bienfait aux Grecs parce que c'est d'eux que nous tenons l'instrument dans sa forme historique, bien en mains, artistement travaillé. Les hellènes l'avaient reçu de peuples primitifs et, depuis le premier homme qui réfléchit, compara, jusqu'à nous, le perfectionnement s'est fait par une chaîne ininterrompue d'hommes.

Quel n'est pas notre étonnement lorsque nous constatons, avec Lévy-Brühl, que des peuples ont ignoré cette discipline et que, chez les non-civilisés, effet et cause n'apparaissent pas liés ensemble, l'un découlant de l'autre.

Nous ne devons pas, pour l'étude des maladies infectieuses, faire fi du raisonnement. Il joue, dans nos acquisitions, un rôle considérable, nécessaire. Cependant, il faut nous garder de nous en remettre entièrement à lui seul pour nous éclairer sur les domaines inconnus et sur les conceptions de demain.

La logique, basée sur l'observation, permet de se rendre compte d'un problème, d'en faire le tour, de le délimiter, de chercher ses rapports, ses analogies avec des questions déjà résolues. Le fait nouveau acquis, la logique le clarifie, le complète, marque sa place. Par la comparaison, par le report, le décalquage d'une acquisition, faite dans un domaine, sur un autre, elle permet des acquisitions parallèles. Grâce au raisonnement, nous pouvons grouper des faits isolés, estimer les lacunes, nous donner des aperçus d'ensemble, préparer par conséquent d'autres conquêtes. Pour les réaliser, ne comptons par sur lui. La raison va terre à terre. S'il s'agit d'un bond en avant, d'une véritable découverte dans le domaine que nous explorons ici, c'est l'imagination, l'intuition qui nous le donneront.

Il faudrait, pour qu'il en soit autrement, que la vie fût logique. Nous savons qu'elle ne l'est pas. Elle est aveugle. Où mettre une intelligence, une raison dans ce qui n'est qu'effet des circonstances ? La vie ne connaît pas la raison. Elle ne cherche que les possibilités de se transmettre. Elle en essaye autant qu'elle en rencontre. Nous avons dit qu'elle allait le plus souvent à des échecs. Nous n'en pouvons rien connaître. Nous ne voyons que les réussites. C'est pourquoi la nature nous paraît intelligente.

Intelligence de l'homme et manière de faire de la nature

Quand nous parlons d'intelligence, nous avons en vue la nôtre, cette intelligence rationaliste dont nous attribuons le bienfait aux Grecs. Que d'erreurs nous commettons en cherchant, en mettant cette intelligence où elle n'est pas et, tout d'abord, chez nos frères primitifs, les animaux, dont nous faisons des frères intellectuels, sans nous enquérir de savoir si leurs sens les renseignent comme le font les nôtres ; s'ils n'en ont pas d'autres que nous ignorons. Or, sans identité de sensations, il ne saurait y avoir similitude d'intelligence. La plus commune des erreurs, la pire, est de prêter notre intelligence aux causes, aux fins, aux incohérences, au chaos des actes de la nature.

Charles Nicolle

Il y a trois siècles, un esprit méditatif, Daniel Huet, l'évêque d'Avranches, écrivait que l'intelligence de Dieu n'avait rien à voir avec celle des hommes. Peu de pensées sont aussi justes, que nous entendions par Dieu le créateur de la nature ou que nous l'identifions avec la nature elle même. Au regard de la nature, l'intelligence rationaliste est un phénomène particulier, une singularité, une exception dans la diversité des mécanismes de la cellule nerveuse. Au regard de notre intelligence, la nature est imbécile. Cessons donc d'employer ce terme : intelligence de la nature ; disons sa *manière de faire*.

La notion de spécificité dans les maladies infectieuses
Pasteur

Pasteur est venu, tel Prométhée, porter la lumière dans nos ténèbres, l'ordre dans le chaos. Avant lui, on ne savait rien des causes des maladies infectieuses. De tout temps, ces maladies avaient bien été rapprochées des fermentations et l'on soupçonnait que quelque chose d'animé présidait à la naissance et à l'évolution des deux phénomènes. Maladies et fermentations ont, en effet, le trait commun de se communiquer, de se transmettre ; or, cette tendance à la perpétuité est, l'homme l'a remarqué depuis longtemps, la caractéristique de la vie. Cependant, les esprits les plus avancés sur la route de la découverte ne parlaient que par analogie, n'éprouvaient que des pressentiments.

Pasteur est venu. Il s'attaqua d'abord au problème des fermentations. Il apportait, pour sa solution, un esprit méthodique et un lumineux bon sens. L'esprit méthodique l'a servi pour la démonstration des vérités que le bon sens, l'intuition, lui révélait.

Rattacher à l'action d'un être figuré les phénomènes de fermentation nous paraît aujourd'hui idée aisée. Quand Pasteur osa l'exprimer, il eut contre lui le sentiment général, tant ses contemporains, après leurs pères, faisaient un mauvais usage de leur raison. Toutes les hypothèses s'étaient succédées au cours des âges pour expliquer le phénomène : acte surnaturel, propriété inhérente à la matière, vertu communicative semblable à celle qu'on attribuait à la prétendue pierre philosophale, forces aveugles. Les hommes raisonnaient sur les fermentations comme s'il s'était agi de faits d'ordre métaphysique ou de problèmes de science pure.

On connaissait bien, depuis Leuwenhoek, l'inventeur du microscope, certains infiniment petits et, parmi eux, la cellule de levure de bière, trouvée dans les fermentations où un sucre se transformait en alcool. Mais, dédaigneux de l'observation, cherchant de plus, par malchance, une solution unique, applicable à toutes les fermentations, et non la cause particulière de chacune, les savants considéraient la constatation de Leuwenhoek, confirmée pourtant par Cagniard-Latour et par Schwann, comme hors de sujet.

Le génie sait se faire myope. Il sait qu'il n'est d'assise solide que celle qui s'appuie sur le terrain. Quand il l'a construite, alors seulement il s'envole. Pasteur apprit des industriels à distinguer les fermentations entre elles, et il s'attaqua successivement à plusieurs ; lactique, alcoolique, acétique, butyrique. Dans les mêmes conditions, chaque fermentation se montrait toujours semblable à elle-même : au point de départ, même matière sensible ; à celui d'arrivée, mêmes produits obtenus. Jamais il n'y avait confusion dans l'opération. Si deux fermentations ou davantage étaient observées dans la même cuve, c'était l'une après l'autre, la seconde succédant à la première, la troisième à la seconde, sans mélange ou interversion. Pasteur devina qu'il se trouvait autant de causes différentes qu'il y avait de fermentations. Ces causes, il en demanda la connaissance au microscope. L'instrument lui montra la présence constante d'êtres figurés très petits, de même forme pour une même fermentation, alors que les formes variaient d'une fermentation à l'autre. Il retrouva la levure de bière dans les fermentations alcooliques (vin, bière) ; il découvrit le ferment lactique dans la fermentation lactique, le *mycorderma aceti* dans l'acétique, un ferment mobile dans la fermentation butyrique.

Son génie lui avait appris deux choses : que les fermentations sont dues à des agents vivants ; que chaque fermentation particulière est liée à un ferment figuré particulier.

Cette dernière notion, *la spécificité,* Pasteur la transporta plus tard dans le monde des maladies infectieuses. Elle y trouvait les mêmes applications et elle mena vite son auteur et ceux qui le suivirent à la découverte et à la distinction des microbes pathogènes

Charles Nicolle

dont certains avaient déjà été décelés, sans que le génie de ceux qui leur attribuaient le rôle causal dans la maladie eût pu démontrer la vérité touchée.

La notion de la spécificité a donc permis, non seulement de trouver la cause de chaque maladie infectieuse, mais de séparer nettement les infections les unes des autres par la connaissance de leurs agents différents. Elle est la base de nos connaissances sur la question qui nous occupe.

Cinquante ans après les découvertes de Pasteur, cette base reste-t-elle inattaquable, demeure-t-elle conforme aux faits connus ? Si l'on se place au point de vue des applications acquises qui ont modifié la prophylaxie et le traitement des maladies, on n'en saurait douter. Il en est un peu autrement si l'on envisage le fond même de la question, sa portée générale et les applications de demain.

Limites de la spécificité
dans les maladies infectieuses

1° La non spécificité des espèces
Les grandes familles cliniques

Il ne saurait y avoir d'unité à l'intérieur des groupes d'êtres vivants dont l'observation nous montre l'indéniable parenté, pas plus qu'on ne saurait tracer une frontière rigide autour d'eux.

Dès qu'on tente de définir le groupe par des caractères spéciaux, on se rend compte qu'il n'est pas formé d'individus identiques, mais qu'il se trouve, au contraire, en chacun, du fait d'une addition ou d'un manque, quelques traits particuliers.

Je me souviens de ma surprise quand je commençai d'étudier les familles botaniques. Cherchant leurs caractères distincts, au lieu des traits bien tranchés dont mon esprit dressé à l'école logique et ma mémoire systématique se fussent si bien accommodés, je ne découvrais, aux diverses rubriques de l'honnête livre que j'avais en mains, qu'un ensemble, à vrai dire assez cohérent de caractères, mais dont l'un ou l'autre pouvait manquer dans l'espèce considérée et dont beaucoup se rencontraient, plus ou moins nets, dans

Chapitre I : Maladies infectieuses et agents pathogènes

d'autres groupes. Et quand, descendant de la famille à l'espèce, je cherchai la détermination de l'espèce, je constatai qu'il en était de même d'elle que du groupe, qu'il n'y avait pas d'espèce, mais seulement, autour de ce type schématique que notre intelligence met partout, le comprenant lui-même, le peuple divers des variétés.

Ce fut ma première rencontre avec la biologie. Elle me causa un trouble, une révolte intime. Mon esprit a fait mieux que de se plier à la constatation ; il s'y est corrigé, instruit. En toute occasion, plus tard, j'ai vu, avec le secret plaisir des relations pressenties, la variété se résoudre en individus et l'individu lui-même décomposé en traits. Une telle réduction n'est possible que pour les êtres les plus simples. Précisément, les agents qui causent les maladies infectieuses sont des êtres infiniment simples. C'est pourquoi, suivant le chemin par lequel s'est engagé mon esprit, il me sera, je l'espère, possible d'y conduire jusqu'au bout ceux qui s'y engagent en ma compagnie.

Comment, dépendant d'êtres vivants dont la tendance à l'individualité est la règle, les maladies infectieuses ne se conformeraient-elles pas à cette règle ? Il n'est pas de maladies nettement définies, séparées les unes des autres, ainsi que les livres de pathologie nous les présentent. Nos livres, nos maîtres sont obligés de spécifier, de trancher, de schématiser, sous peine de se perdre dans des détails, des réserves où l'esprit du commençant s'égarerait. Il y a nécessité, pour celui qui enseigne, à contraindre, à déformer les faits afin que, plus nets, ils pénètrent mieux dans les cervelles.

C'est à l'esprit du disciple instruit, prévenu de l'artifice des cadres, de briser ces cadres trop commodes et de voir, tels ils sont, dans leur groupement précaire, les divers phénomènes. Il n'y a pas une rougeole, une scarlatine, une pneumonie ; mais, sous ces étiquettes, indispensables à toute exposition, à toute discussion, des rougeoles, des scarlatines, des diphtéries, apparentées certes et solidement entre elles, apparentées aussi à des groupes cliniques différents.

Il s'ensuit que le mécanisme de nos connaissances a suivi et suit en toute occasion nouvelle deux méthodes successives et inverses. Par l'effort de la première, il rapproche, unit, sépare les groupes par des divisions arbitraires ; par le moyen de la seconde, il détruit

Charles Nicolle

son travail et pousse vers l'individu. La signification des faits ainsi traités est la même. Elle nous montre la parenté de petits groupes, de soi-disant espèces, que nous rangeons en des groupements plus vastes, les soi-disant familles, alors que, dans chaque famille, dans chaque espèce supposée, notre esprit, affiné par l'étude, nous montre des variétés, sans pouvoir, du fait de la médiocrité de nos moyens, arriver jamais, en clinique, jusqu'à l'individu. Lorsqu'on dit qu'il n'y a point des maladies, mais des malades, on se place au point de vue des différences que chaque sujet présente dans sa résistance au mal et non pas au point de vue d'une spécificité clinique.

Il nous est donc possible de parler de famille dans l'étude des maladies infectieuses. Il s'en présente à notre esprit de si cohérentes que, sans l'aide du laboratoire, il ne nous serait guère aisé de les diviser en espèces, vraiment distinctes. Tel est le cas des maladies typhoïdes.

Sans doute, il existe entre la fièvre typhoïde classique et les fièvres paratyphoïdes quelques différences, soit dans la nature des symptômes soit, et plus souvent, dans la façon dont ceux-ci se présentent. Certaines paratyphoïdes montrent un début brusque, à la façon des intoxications alimentaires ; l'abondance et la répétition de l'éruption sont leur propre, plus que celui de la typhoïde ordinaire, elles procèdent par cas isolés ou par petites épidémies, jamais par épidémies massives ; elles ont moins de gravité habituelle. Ces différences sont réelles. Il faut savoir que, même dans les mieux tranchés, nul ne saurait affirmer le diagnostic sans le secours du laboratoire qui apporte la notion spécifique de l'agent pathogène. Or, les fièvres du groupe typhoïde sont des maladies parfaitement distinctes. Elles ne relèvent pas de l'action du même microbe. Leur prophylaxie exige l'emploi de méthodes et de vaccins différents.

Un excellent exemple d'une famille clinique très vaste est celui des fièvres exanthématiques. On doit comprendre sous ce nom un ensemble de maladies, dont le typhus exanthématique du Vieux Monde, le typhus historique, est le type le plus anciennement et le mieux connu. Ce sont, comme leur nom l'indique, des fièvres qui s'accompagnent d'une éruption plus ou moins marquée et constituée par des taches, donc un érythème. L'état général du malade est le plus souvent sévère et, le plus souvent aussi, il y a prédominance de symptômes nerveux. Dans ces maladies, le sang est virulent ; il contient donc le germe pathogène. Toutes peuvent être reproduites chez des animaux. Elles nous sont transmises par des invertébrés (acariens ou insectes), non par contagion directe entre hommes. Dans toutes, le sérum sanguin des malades jouit de la propriété d'agglutiner les cultures de certains B. proteus. Enfin, elles ont pour agents pathogènes de petites bactéries appartenant à un même type, à une même famille, les rickettsia.

Parmi les fièvres exanthématiques, la clinique et l'épidémiologie nous permettent de distinguer, tout d'abord, les typhus : le typhus de l'Ancien Monde ou historique, le typhus bénin, endémique ou mieux murin. Ces maladies sont très voisines. Auprès d'elles, se placent des maladies apparentées : la fièvre boutonneuse, la fièvre pourprée des Montagnes Rocheuses, la fièvre fluviale du Japon. Puis, sous des noms particuliers qu'il n'est pas nécessaire de donner ici, différents petits groupes, répartis sur tout le monde, et qui ou bien se rangeront dans les types déjà classés ou bien continueront de constituer des satellites pour chacun de ces groupes. Une telle diversité chez des maladies parentes montre que le génie des fièvres exanthématiques témoigne d'une tendance extrême vers la multiplicité des types. Aussi bien s'agit-il d'un groupe dont l'origine remonte aux temps les plus reculés. Pour se diversifier, il a pu mettre à profit des siècles, même des millénaires ; ce qui ne veut pas dire qu'il ne lui soit possible (aussi bien qu'à d'autres groupes) de créer des types nouveaux, de nouveaux groupes, en peu d'années et sous nos yeux.

Un même tableau, le même enseignement, nous sont fournis par les fièvres récurrentes. Elles s'échelonnent, au point de vue clinique, de la fièvre récurrente mondiale, transmise par les poux, épidémique, dans laquelle les accès fébriles bien marqués ne sont jamais nombreux, aux fièvres récurrentes transmises par des tiques, affections à accès fréquents, mais souvent très courts. Les formes extrêmes en sont les spirochétoses de certains animaux sauvages, sans récurrence fébrile, même sans symptômes et étrangement prolongées. Nous verrons plus tard que la parenté de leurs agents pathogènes explique la cohérence clinique, particulière aux maladies de ce groupe. Elle les rapproche d'autres maladies avec lesquelles il serait impossible qu'un médecin les confondît et qui,

Charles Nicolle

cependant, ont un air de famille avec elles, quand ce ne serait que ce trait commun de toucher particulièrement le foie et de se traduire, temporairement au moins, par un ictère : la spirochétose ictérohémorragique et la syphilis. Nous n'aurions pas cité ici cet exemple s'il ne nous apportait l'enseignement qu'une certaine parenté clinique peut mettre sur la voie de la nature de l'agent pathogène d'une maladie, quand on connaît déjà les agents des affections voisines. Il serait cependant imprudent de se fier à ce menu fil pour classer le microbe inconnu. D'ordinaire, de telles parentés n'apparaissent qu'après coup, on pourrait dire sur parchemins, quand le dossier est établi.

Ces familles de maladies ne sont pas les seules que l'observation et la réflexion nous ont fait connaître. Il n'est pas une infection classée qui ne compte, auprès d'elle, des infections sœurs ou cousines. Auprès de la variole, nous connaissons la vaccine et l'alastrim ; auprès de la rougeole, les éruptions morbilliformes que nous distinguons par des numéros ; auprès de la scarlatine, les éruptions scarlatiniformes. Nous savons la pluralité des tuberculoses, leur parenté avec la lèpre, celles des affections cutanées dont le bouton d'Orient est le type, celle des fièvres paludéennes, celles des trypanosomiases. A quoi bon poursuivre une énumération que le progrès des connaissances allonge tous les jours ? Nous aurons à revenir sur certaines de ces familles lorsque nous traiterons de la spécificité de leurs agents pathogènes.

Que nous montre, en résumé, l'observation des maladies infectieuses ? Des groupes plus ou moins étendus, plus ou moins bien délimités, et dans l'intérieur de ces groupes, en nombre très variable suivant les cas, des groupes secondaires, des sous-groupes plus cohérents.

Aux groupes les plus vastes, nous avons donné le nom de familles ; les groupes plus homogènes pourraient être nommés espèces. Les espèces sont ce que nous appelons les maladies. Quand nous entrons dans l'intérieur des maladies particulières, nous notons, pour chacune, des types, divers en symptômes, des types qui divergent.

Y a-t-il, du moins, lien entre la façon d'être d'une maladie et la façon de faire de son agent pathogène ? Pour en décider, faisons

Chapitre I : Maladies infectieuses et agents pathogènes

une nouvelle enquête.

2° Le non parallélisme de l'action pathogène du microbe el de la spécificité clinique

Au sens strict, rationnel, la notion de spécificité devrait signifier que chaque maladie infectieuse est due à un être vivant particulier, que chaque agent vivant particulier cause une maladie particulière ou, plus clairement, qu'à la notion d'espèce causale correspond strictement la notion d'espèce clinique.

Une telle conception paraissait exacte au moment de la découverte du microbe du charbon, bien que le charbon, dû à un microbe spécifique, présente, chez les divers animaux et dans une même espèce, des formes cliniques particulières, suivant les localisations et l'activité (virulence) de la bactéridie de Davaine et Rayer : pustule maligne de la peau, charbon intestinal, charbon pulmonaire, enfin généralisation du microbe dans le sang (septicémie), aboutissant fréquent des autres formes.

Plus tard, la notion de spécificité s'est montrée trop rigide.

Après que Talamon l'eut trouvé, dans les crachats et les lésions des pneumoniques, le pneumocoque fut vite reconnu comme l'agent de la pneumonie. La pneumonie, dans sa forme franche, lobulaire, classique, est une des maladies dont les symptômes, d'après les livres, sont les plus caractéristiques. Les livres ne nous trompent pas tout à fait. Dans les cas typiques, le tableau clinique est encore conforme à la magistrale description que Grisolle en a donnée au milieu du XIXe siècle. C'est toujours la première maladie qu'il convient de montrer à un jeune étudiant. On crut donc pouvoir poser l'équation : Pneumocoque = Pneumonie. C'était celle que consacrait la loi de spécificité, dictée par le génie de Pasteur.

Or, pneumocoque et pneumonie ne sont point termes de même étendue. On ne tarda pas à retrouver le pneumocoque, en dehors de la pneumonie, dans des inflammations du poumon moins classiques, tantôt à foyers étendus, mais superficiels, comme la congestion pulmonaire du type décrit par Woillez, tantôt à petits foyers distincts, mobiles d'un jour à l'autre, comme certaines broncho-pneumonies. On découvrit ensuite le même microbe,

Charles Nicolle

en dehors du poumon, dans des foyers de suppuration qui, tantôt accompagnent et suivent la pneumonie franche : pleurésies, péricardites, méningites ; tantôt se montrent après une réaction pulmonaire fugace ; tantôt sans réaction pulmonaire appréciable. Le pneumocoque a été retrouvé dans certaines angines, dans des conjonctivites de type spécial. Il peut se rencontrer dans la salive de gens bien portants. C'est même là qu'il avait été vu pour la première fois, non par Talamon, mais par Pasteur qui pensa, un moment, lui attribuer le rôle d'agent pathogène de la rage.

Lorsqu'il se rencontre chez les personnes saines, le pneumocoque est souvent privé de toute propriété virulente. Si, de l'homme, nous passons aux animaux, nous constatons qu'aucun de ceux-ci n'est atteint de pneumonie naturelle. Il est même impossible, quoi qu'on ait dit, de reproduire la pneumonie chez aucune espèce. Cependant, une souris, inoculée avec une trace de produit contenant le pneumocoque (pour peu que celui-ci ait de virulence), meurt en une dizaine d'heures et, dans la plus petite trace de son sang, on retrouve en nombre considérable des pneumocoques. Or, la même maladie (cette septicémie) se rencontre chez l'homme, en particulier chez les nègres.

Il y a donc loin de l'équation Pneumocoque = Pneumonie à la vérité des faits. Nous pourrions multiplier les exemples. Il y a en a, clairs ou non, autant que de maladies.

La pneumonie, la pneumonie franche, lobulaire, aiguë est une affectation si spéciale qu'elle ne paraît pouvoir être produite que par le pneumocoque. Mais cette pneumonie classique, si bien connue des anciens cliniciens, ne semble plus guère se rencontrer qu'exceptionnellement, en dehors de l'enfance et de l'adolescence. On a l'impression qu'obéissant à la règle sur laquelle nous reviendrons et qui veut que tout maladie évolue, se transforme avec le temps, cette pneumonie classique soit en voie de disparaître. Il est déjà difficile, au moyen des seuls symptômes cliniques, de la distinguer d'autres pneumonies, dues à l'action sur le poumon de microbes qui ne sont pas des pneumocoques : bacille de Friedlaender, streptocoque, microbe de la peste. Cependant, passons ; il y a de meilleurs exemples.

La fièvre typhoïde en est un. Après la découverte de son agent pa-

thogène par Eberth, l'équation spécifique posait: Fièvre typhoïde =
Bacille typhoïde (bacille d'Eberth). Or, nous l'avons vu, l'ensemble
des symptômes (des lésions aussi) qui caractérise la fièvre typhoïde
peut être entièrement reproduit par des microbes du même groupe
que le bacille typhoïde, quoique tout à fait distincts par des réactions de laboratoire et doués, souvent d'ailleurs, de propriétés pathogènes pour certains animaux, alors que le bacille d'Eberth en est
dépourvu. Si bien que, si la fièvre typhoïde reste une, c'est-à-dire si
elle constitue une maladie infectieuse de type défini cliniquement,
les microbes qui produisent cette maladie sont plusieurs : bacille
typhoïde, bacilles paratyphoïdes A, B, C, sans compter ceux que
l'avenir ajoutera.

D'autre part, la bacille d'Eberth peut produire des suppurations de
la vésicule biliaire, des suppurations osseuses, qui tantôt viennent
à la suite d'une fièvre typhoïde nette, tantôt semblent se montrer
sans elle, d'emblée.

La spécificité chez les agents pathogènes
Les familles microbiennes et inframicrobiennes

On conçoit que le nombre des réactions par lesquelles l'organisme de l'homme et celui des animaux (celui des plantes encore
plus) répond à l'attaque des agents pathogènes, soit limité et, par
conséquent, que les signes extérieurs de ces réactions, c'est-à-dire
les symptômes cliniques, se montrent souvent communs dans des
maladies différentes et qu'ils renseignent mal sur la spécificité de
ces maladies.

Prenons pour exemple la fièvre. Si riches que soient ses modalités : courbe d'invasion, hauteur ou degré, durée, oscillations, récurrence, accès, intervalles entre les accès, baisse lente ou brusque,
rechutes, le jeu de ces manifestations n'est point sans répétition,
sans limites. Il faut bien que de même modalités se rencontrent
dans des états pathologiques dont la nature est diverse.

Les éruptions, si fréquentes dans les maladies infectieuses, offrant
apparemment des expressions plus nombreuses : siège, étendue,
caractères des éléments, évolution, durée, terminaisons, appa-
ritions successives. La richesse, évidente, de ces variations n'est

cependant pas indéfinie. Il est souvent délicat d'interpréter la signification d'un érythème, de taches purpuriques, de vésicules, de
pustules. Sans le concours d'autres signes, rares sont les maladies
dont le diagnostic formel peut être assis sur la nature et l'évolution
du simple élément éruptif.

Parlerons-nous des manifestations nerveuses (céphalalgie, délire,
stupeur, sensations douloureuses dans le corps, dans les membres),
des troubles fonctionnels du côté des reins, du foie et de l'intestin,
des oedèmes, de l'état de la langue, de l'inspection des organes pro-
fonds, matité splénique, hépatique, hypertrophie des ganglions ?
Ce n'est pas médire de la clinique que de reconnaître, dans bien des
cas, son impuissance, surtout quand il s'agit de distinguer entre des
infections appartenant à une même famille. Trouvons plutôt admirable que la science des symptômes puisse pousser la précision
aussi loin qu'elle le fait. Loin de mépriser ses indications, j'estime sa
valeur à ce point qu'élevé au lit du malade, je lui accorde autant de
confiance, pour mon enseignement de médecin, qu'aux sciences
de laboratoire auxquelles je me suis attaché par la suite. Certes, les
renseignements de celles-ci mettent en présence de faits indiscutables ; encore faut-il interpréter ces faits, et leur interprétation est
sujette à l'erreur, plus souvent, peut-être, que celle des observations
purement médicales. Il faut confesser cependant que la détermination de la spécificité sort du domaine de la clinique.

Cette détermination lui est d'autant plus étrangère que, de même
que les maladies qu'ils engendrent, les agents pathogènes forment
des groupes, des familles, et que certains de ces groupes, certaines
de ces familles, offrent une singulière cohérence. Sans insister pour
le moment, citons quelques-unes de ces familles microbiennes :

En première ligne, la grande famille des bactéries acido-résis-
tantes que caractérise tout d'abord, ainsi que l'indique le nom, la
propriété que présente leur enveloppe cireuse de garder la couleur
fixée, après tentative de décoloration par un acide faible. Ces bactéries ont, en outre, la propriété pathogène commune de déterminer l'apparition de certains nodules, les granulomes qui, d'ordinaire, se limitent par production d'une coque de tissu fibreux cica-
triciel en même temps qu'ils subissent un ramollissement en leur
<u>centre</u> [1]. Ces <u>mêm</u>es germes se caractérisent encore par la nature

1 Cette propriété n'est pas spéciale aux bactéries du groupe acido-résistant. Elle

Chapitre I : Maladies infectieuses et agents pathogènes

de certains de leurs poisons qui ont la propriété, inoculés à faibles doses aux malades qui souffrent d'une infection due aux mêmes microbes, de déterminer chez eux une réaction locale ou générale d'une grande valeur diagnostique. Dans cette famille, se rangent : le groupe très homogène des bacilles tuberculeux humain, bovin, aviaire, piscaire, celui des bacilles lépreux humain et murin, le microbe de l'entérite des bovidés, enfin les bactéries si nombreuses, de pouvoir pathogène faible ou seulement expérimental, qui ont reçu, par l'analogie de leurs propriétés, le nom de paratuberculeux [1].

Ce vaste groupe acido-résistant s'apparente à ses limites avec celui des streptothrix dont le microbe de l'actinomycose est le type le plus représentatif, qui comprend des agents pathogènes ou subpathogènes nombreux et qui fait, en quelque sorte, la transition entre les bactéries de la famille tuberculeuse et certains champignons.

Comme autres vastes ensembles microbiens, on peut encore citer la famille spirochétienne qui comprend les spirochètes des fièvres récurrentes, ceux de l'ictère infectieux, du sodoku et, à faible distance, les tréponèmes de la syphilis humaine, du pian, de la syphilis du lapin, sans compter les spirochètes intestinaux, bronchiques, ceux des eaux, dont certains sont pathogènes. Ici, l'on ne peut plus parler de famille, mais de peuple.

D'autres groupements sont singulièrement étroits : celui des *brucella* parmi lesquelles il est si difficile, sinon impossible, de

---

les apparente, mais faussement, à des bactéries plus ou moins éloignées, souvent à des microbes très distants. Les *granulomes* se rencontrent dans la morve, la syphilis, dans les formes lentes de la peste, même dans des maladies à virus invisible (lymphogranulomatose, etc.). Un même processus anatomo-pathologique ne saurait donc indiquer une parenté véritable entre les agents pathogènes qui le déterminent. L'anatomie pathologique est sans valeur pour la détermination de la spécificité.

1 Le terme pseudo-tuberculeux est absurde, comme toutes les expressions analogues : pseudo-diphtérique, pseudo tétanique, etc. Ces microbes ne singent pas un parent noble ; c'est nous qui les rapprochons, pour la commodité des classifications, du type le plus représentatif ou le plus anciennement connu du groupe. L'expression para n'est guère plus défendable. Elle est un témoin des étapes de nos connaissances. Rien ne prouve que l'espèce, considérée actuellement comme la plus importante et qu'entoure la tribu des espèces dites para, ne sera pas remplacée, plus tard, au point de vue de la fréquence, par un des membres de cette tribu. Le centre de la famille deviendrait alors un para. A ces expressions, il y aurait avantage à substituer des noms particuliers, comme on a fait pour la famille tuberculeuse : bacilles tuberculeux humain, bovin, aviaire, piscaire, etc.

Charles Nicolle

distinguer le microbe de la fièvre ondulante de ceux des avortements épizootiques, et la famille plus restreinte où se rencontrent la bactérie du charbon symptomatique et celle de l'oedème malin. Parlerons-nous des parasites du règne animal. La notion de famille s'y est imposée depuis longtemps ; la nomenclature l'indique : plasmodies, leishmanies, piroplasmes, trypanosomes, etc.

Il faudrait tout citer. Aucun microbe de pouvoir pathogène spécial qui n'ait auprès de lui des parents, décorés, suivant leur importance, d'un nom particulier ou du nom du grand frère, précédé du préfixe *para*. De même, les maladies bien tranchées ont toutes leurs satellites, qualifiés par l'adjonction à leur nom du suffixe *forme*. Et des analogies, des parentés nouvelles entre microbes, considérés comme différents, se reconnaissent tous les jours. N'est-ce pas hier seulement qu'Alice Evans a révélé le lien si étroit qui unit entre elles les bactéries du groupe brucella ?

Il n'est point jusqu'aux inframicrobes, inconnus dans leur nature, qui ne présentent de mêmes exemples. Nous avons dit la multiplicité des fièvres exanthématiques, rappelé la famille de la variole : nous aurions pu, tout aussi bien, citer les fièvres aphteuses, les fièvres porcines. Là, non plus, on ne saurait imaginer un virus spécial que ne flanqueraient pas, tôt ou tard, des virus parents.

Rien, dans ces constatations, qui puisse surprendre : les microbes, les inframicrobes sont des êtres vivants. Comme tous les êtres vivants, ils se présentent et nous les classons en groupes, en familles, en espèces.

Chaque espèce, étant considérée comme responsable d'une maladie, à quel caractère reconnaîtrons-nous cette espèce ? En d'autres termes comment déterminer, définir la spécificité d'un agent pathogène ?

1° *Les méthodes biochimiques*

J'ai déjà traité de ce problème dans une de mes leçons de l'an dernier. Je l'ai traité, il est vrai, à un autre point de vue. J'en ai tiré cet argument que l'étude des agents pathogènes ne pouvait trouver actuellement sa solution entière, définitive, avec les méthodes empruntées aux sciences exactes, que quelque chose, d'indéterminable et de précis à la fois, échappait à leur jugement, et qu'il nous fallait, pour le reconnaître, le concevoir, faire appel à un esprit purement biologique. Je suis obligé de revenir sur cette question pour l'envisager, cette fois, en elle-même, du point de vue philosophique et général. Ce ne sera pas la seule occasion que je rencontrerai de reprendre un sujet déjà traité. Chaque fois, je m'efforcerai de l'envisager sous un angle différent.

Chaque fois aussi, j'aurai à y ajouter quelque détail inédit ou une vue nouvelle.

Le problème de la détermination des espèces microbiennes pathogènes s'est posé au berceau même de notre science. A peine Davaine eut-il envisagé, dans la bactéridie découverte par lui, l'agent de la fièvre charbonneuse, qu'il lui fallut prouver que ce germe ne pouvait être confondu, ainsi que ses adversaires le soutenaient, avec un microorganisme banal comme ceux qui se développent dans les organes, dans le sang, et y foisonnent pendant l'agonie ou du fait de la putréfaction. Il lui fallut bientôt aussi tenter de le distinguer d'une autre bactérie de forme analogue, celle qui cause l'œdème malin qu'avec une prudence qu'on ne saurait trop louer, ne pouvant en conscience la désigner d'un nom savant puisqu'il ignorait tout d'elle, il appela maladie de la vache. Or, sauf les caractères morphologiques du microbe, la constance de telles formes dans le sang des animaux charbonneux et son absence dans tout autre cas, Davaine ne pouvait rien prouver. Et, de fait, il fallut attendre Pasteur, ses ballons et ses milieux de culture stériles, l'isolement du germe et la reproduction de la maladie avec le germe isolé, pour que la démonstration du rôle de la bactéridie charbonneuse fût apportée.

Avant Davaine, Cagniard-Latoir s'était heurté à la même difficulté lorsque, constatant la présence des cellules de levure dans le moût de bière, il ne put présenter que leur forme et la constance de leur présence à l'appui du rôle de ferment que son intelligence avait deviné. Là aussi, il avait fallu attendre Pasteur et ses méthodes.

Depuis cette époque encore proche et scientifiquement si lointaine, les progrès de la microbiologie n'ont cessé de fournir les chercheurs de procédés excellents pour leurs investigations différentielles. Elles leur ont montré, en même temps, les difficultés du

Charles Nicolle

problème.

Les premiers qui l'ont abordé ont éprouvé certes des difficultés. Cependant, la complexité de la question ne pouvait les frapper ainsi que, mieux renseignés (en partie par leurs échecs mêmes), elles nous frappent. Certains ont cru l'avoir résolue pour quelques microbes. Tel caractère qu'ils leur reconnaissaient, telle réaction sollicitée, obtenue, paraissaient si particuliers que leurs auteurs leur attribuaient une valeur différentielle formelle. Nous sommes bien revenus d'une telle assurance. Cependant, parmi les caractères relevés par nos prédécesseurs, il en est qui, sans conserver la portée qu'ils leur attribuaient, en ont gardé une relative, suffisante pour nous rendre d'utiles et journaliers services.

À l'exemple de Davaine, on a tout d'abord tenté d'employer, pour définir les microbes, l'aspect même sous lequel ils se présentent dans les lésions pathologiques ; puis, quand on eut connaissance des cultures, dans ces cultures et aux diverses périodes de la maladie ou du développement des germes sur les milieux artificiels, parfois en modifiant la composition de ceux-ci : forme, disposition des individus entre eux, modes de reproduction, de vieillissement, de résistance. Ces renseignements ont vite donné leur mesure qui est médiocre et d'ordre purement botanique, en ce qui concerne les bactéries. Ils gardent une valeur meilleure, quoique encore précaire, lorsqu'il s'agit de protozoaires.

À ces résultats de l'observation simple au microscope sont venus bientôt s'ajouter ceux que donne l'usage des méthodes de coloration différentielles. On a classé, on classe toujours avec fruit les bactéries suivant qu'elles retiennent ou non la couleur après emploi des méthodes de Gram, d'Ehrlich ou des procédés succédanés. Des solutions colorantes complexes ont permis d'étudier de plus près la structure des cellules microbiennes, en particulier celle des protozoaires, et de relever ainsi des détails, utiles, dans bien des cas, au diagnostic des espèces.

La connaissance des milieux de culture est venue, en même temps, apporter son aide aux chercheurs. On a tiré parti des aspects des cultures, des modifications déterminées dans les milieux par le développement des microbes : liquéfaction de la gélatine, production d'acides ou de bases révélés par le virage du tournesol, dégagement de gaz, nature de ceux-ci, coagulation, peptonisation du lait, attaque de certains sucres ou alcools, connaissance, dosage des produits de ces réactions. Toutes ces données, auxquelles des méthodes nouvelles apporteront leur contribution dans l'avenir, rendent de grands services. Elles ont permis, elles permettront de mieux en mieux, par l'emploi de procédés d'une rigueur scientifique et d'application simple, bien des distinctions. ElWs ont facilité, elles faciliteront plus aisément des classements. Grâce à elles, on a appris à séparer, dans le vaste peuple des colibacilles, le microbe de la fièvre typhoïde, ceux des paratyphoïdes, les divers bacilles dysentériques. Mais, quand on ;a voulu leur demander davantage, une certitude étendue à tous les échantillons d'un même groupe, considérés comme appartenant à une même espèce du fait qu'ils avaient été isolés de sujets atteints d'un même mal, on s'est aperçu que ces méthodes ne donnaient point des résultats constants. Il se rencontrait, pour chaque -espèce, des différences en plus ou en moins, parfois des particularités, suivant les exemplaires examinés.

Il faut ajouter que certains microbes ne cultivent pas et qu'on est privé, pour le diagnostic des inframicrobes, à la fois de tout renseignement morphologique et -cultural.

2° La recherche des antigènes

C'est alors qu'on connut et qu'on mit en usage les méthodes qui font intervenir, pour la solution du problème, la connaissance d'un élément,constitutif du microbe. Cet élément, nous le nommons antigène. Un antigène se reconnaît, non pas par la mise en évidence d'une réaction particulière vis-à-vis d'une substance définie, étrangère à l'organisme vivant, mais par la mutuelle réaction,du microbe lui-même ou d'un produit extrait de lui vis-à-vis d'un organisme vivant ou de tel produit, extrait de cet organisme. Il est à cela une condition, c'est que cet organisme réactif soit touché actuellement ou qu'il ait été touché antérieurement par l'action du microbe en question ou de l'antigène lui-même. A la sollicitation de l'antigène répond le produit dérivé de lui, l'anticorps : de même, si l'on tient en mains l'anticorps, son comportement dans la réaction permettra de reconnaître l'antigène. La réaction mutuelle d'un produit sur son homologue peut être tenue justement comme un acte spécifique.

Voyons ce qu'il y a de pièces sous cette formule générale, à la fois trop vaste et trop étroite pour ce qu'elle recouvre de faits, ainsi que le sont toutes les étiquettes biologiques.

Il y a d'abord l'action réciproque des sérums de malades, de guéris ou de vaccinés sur les cultures microbiennes ou bien, en l'absence de la connaissance des cultures, sur les virus, c'est-à-dire sur l'agent pathogène (visible ou non), contenu dans le produit virulent.

1. La réaction de ce genre la plus anciennement connue, la première utilisée, est la réaction agglutinante. Constatée par Charles Richet au génie duquel nous devons la révélation de tant d'acquisitions fécondes, elle a été mise en pratique par Herbert Durham et Max Grüber qui lui ont demandé de déterminer l'espèce microbienne, présente dans une culture, par l'action du sérum d'un animal ayant reçu préalablement l'inoculation d'une culture de la même espèce. Durham et Grüber révélaient ainsi l'antigène inconnu par le moyen de l'anticorps connu. Fernand Widal, retournant avec adresse les termes associés dans la réaction mutuelle, a demandé à des cultures connues la révélation des propriétés homologues du sérum, c'est-à-dire la nature de la maladie présentée par le fournisseur de ce sérum. Il s'agit, dans les deux cas, d'une même méthode. Dans le premier, on pratique le sérodiagnostic du microbe par le sérum ; dans l'autre, le sérodiagnostic de la maladie par le microbe.

La réaction elle-même consiste dans l'agglomération ou, comme on dit, dans l'agglutination de la culture microbienne, sensible au sérum homologue. Très générale, elle donne des résultats plus nets, donc plus facilement utilisables en pratique, avec certains microbes, en particulier avec les bactéries mobiles. Il s'agit, sans doute, d'une réaction à laquelle la nature de la membrane d'enveloppe du germe n'est pas étrangère. De toute façon, la présence de cils, la mobilité du microbe et l'agitation artificielle du mélange rendent plus aisé et accélèrent la production du phénomène. Un certain degré de température agit favorablement de même. Nous devons à Widal de pouvoir aisément reconnaître, dans la majorité des cas par l'application de sa méthode, la fièvre typhoïde, les paratyphoïdes, la fièvre ondulante. Au point de vue de la détermination spécifique des espèces microbiennes, la réaction agglutinante nous fournit d'un moyen commode, très communément utilisé. Nous aurons plus loin à discuter de sa rigueur.

II. - Je ne parlerai pas ici de la *réaction précipitante*. On l'observe par l'emploi du filtrat des cultures. Elle s'apparente très probablement à la réaction agglutinante ; elle en suit, en tout cas, les règles sans en avoir la commodité ni le général emploi.

III. - Certains sérums, qu'ils soient doués ou non de la propriété agglutinante, montrent une action plus brutale vis-à-vis des microbes homologues. (Il serait logique de dire que certains microbes sont particulièrement sensibles à l'action des sérums correspondants.) Ce n'est plus seulement la paralysie, l'agglomération des microbes qu'on observe, c'est leur dissolution ou, comme on dit, leur *lyse*. De trouble, le liquide de la culture microbienne devient clair.

La recherche de la lyse ne s'applique guère qu'à certaines espèces particulièrement sensibles, tels les vibrions de la famille cholérique ou les spirochètes récurrents. La plupart des microbes ne subissent aucune altération visible de la part de sérums homologues. Au contraire, certaines cellules de l'organisme, en particulier les globules rouges du sang, fondent, se dissolvent sous l'action du sérum sanguin d'un animal, préparé par l'inoculation des mêmes globules. Ce sérum n'a pratiquement d'action que sur les globules rouges de la même espèce. On conçoit l'application qu'on a faite de cette propriété pour déterminer l'espèce animale à laquelle appartient une tache de sang suspecte.

Jules Bordet à qui nous devons la connaissance de ces faits nous en a expliqué, en outre, le mécanisme. Son esprit admirable et subtil lui a montré que, dans le sérum des animaux, atteints ou guéris d'une maladie infectieuse ou bien inoculés avec les globules rouges d'une autre espèce il se rencontrait deux substances : l'une, banale, en provenance des globules blancs du sang, existant chez les sujets sains et commune à de nombreuse espèces animales ; l'autre liée à la cellule étrangère inoculée, que cette cellule ait pénétré l'organisme du fait d'une maladie infectieuse naturelle (microbe pathogène) ou qu'elle ait été introduite en lui (microbe ou globule rouge)

Charles Nicolle

par l'expérimentateur. La première est dite *alexine ou complément* ; c'est à son action qu'est dû le pouvoir lytique. Elle ne saurait agir sans que l'autre substance ait rendu préalablement sensible la cellule correspondante. D'où le nom de *sensibilisatrice* que Bordet a donné à cette seconde substance, celle-là spécifique. La sensibilisatrice est un anticorps, sécrété par l'organisme animal sous l'action de l'antigène contenu dans la cellule étrangère (microbe ou globule rouge).

Pour séparer les deux substances l'une de l'autre, il suffit de chauffer le sérum à 55°. Cette température détruit l'alexine sans toucher à la sensibilisatrice. On rend au sérum chauffé son activité perdue en l'additionnant d'un sérum frais quelconque qui lui restitue l'alexine. Ce sont les résultats de cette expérience, imaginée par Bordet, qui lui ont démontré l'existence des deux substances des sérums spécifiques.

Avec les sérums hémolytiques et les globules rouges correspondants, la réaction se révèle sous forme visible à l'oeil. Il y a lyse des globules et, en conséquence, éclaircissement, laquage de la suspension des hématies, soumise à l'action du sérum. Si l'on se sert du sérum d'un malade ou d'un individu guéri d'une maladie infectieuse et qu'on le fasse agir sur une suspension de l'agent pathogène de cette maladie, hors le cas des spirochètes et des vibrions qui se dissolvent à la façon des globules rouges, on n'observe, même au microscope, aucun changement des microbes. La réaction se produit pourtant ; il y a fixation de la sensibilisatrice sur l'agent pathogène correspondant. L'ingéniosité de Bordet lui a permis de mettre le phénomène indirectement et clairement en évidence. Il suffit, pour cette constatation, de pratiquer, dans l'ordre indiqué, les opérations suivantes :

1° Dans un tube à essais, verser le sérum du malade dont on cherche à établir le diagnostic ;

2° Sur ce sérum, verser le mélange, préparé par avance, de l'antigène et de sérum sanguin de cobaye neuf, c'est-à-dire d'alexine ;

3° Après séjour d'une heure à l'étuve à 37°, pour bien assurer la fixation de l'alexine sur l'antigène par le moyen de la sensibilisatrice, ajouter des globules rouges bien lavés de mouton et que l'on a traités, quelques minutes auparavant, par le sérum d'un lapin préparé par l'inoculation de globules rouges de la même espèce. Ce sérum contient une seconde sensibilisatrice, active sur les globules rouges de mouton ; mais, par suite d'un chauffage préalable à 55°, on a détruit l'alexine contenue dans le sérum de lapin.

Il ne reste plus, pour observer la réaction, rendue indirectement apparente, qu'à examiner, dans un délai approprié, le tube contenant le mélange complexe. Si le diagnostic est positif, c'est-à-dire si le sujet (malade ou convalescent) présente dans le sang la sensibilisatrice qui correspond à l'antigène essayé, les globules rouges de mouton restent intacts ; la suspension demeure donc opaque. Au cas contraire, les globules rouges sont lysés, il y a clarification, laquage du mélange.

Ces opérations successives et les résultats s'expliquent aisément. Dans le mélange, sérum du sujet, antigène et alexine de cobaye, il ne s'est produit dans aucun cas de changement appréciable à la vue (ou au microscope). Mais, secrètement, l'un ou l'autre des deux faits suivants s'est produit : ou bien le sérum contenait la sensibilisatrice, correspondant à l'antigène employé, et cette sensibilisatrice a déterminé la fixation de l'alexine du sérum normal de cobaye sur l'antigène (c'est-à-dire sur le microbe) ; il ne reste donc point d'alexine libre. Ou bien, la sensibilisatrice, correspondant à l'antigène, manquait, et il n'y a pas eu fixation de l'alexine du cobaye sur l'antigène (c'est-à-dire sur le microbe) ; cette alexine demeure donc libre.

Le liquide qu'on ajoute ultérieurement est destiné à révéler l'existence ou l'absence de l'alexine libre du cobaye. Il est constitué par des globules rouges de mouton, rendus sensibles vis-à-vis de toute alexine par suite de l'action, spécifique sur eux, de la sensibilisatrice du sérum hémolytique homologue (sérum de lapin ayant reçu au préalable des globules rouges de mouton). Ce sérum ayant été chauffé, il ne peut y avoir eu, du fait du mélange, hémolyse, puisque le chauffage a détruit l'alexine normale du sang de lapin.

Quand on ajoute les globules rouges de mouton sensibilisés au mélange : sérum de malade + antigène + sérum neuf de cobaye, les phénomènes se passent de façon différente pour l'œil qui les observe, suivant que ce mélange contient ou non de l'alexine libre de cobaye.

Charles Nicolle

Dans le premier cas (présence d'alexine libre), les globules rouges de mouton, sensibilisés par la sensibilisatrice du sérum hémolytique (lapin ayant reçu des globules rouges de mouton), rencontrant l'alexine libre, se dissolvent ; il y a laquage. Dans l'autre, la sensibilisatrice du sérum du sujet, ayant fixé la totalité de l'alexine (du sang du cobaye) sur l'antigène correspondant, il ne reste plus d'alexine libre ; les globules rouges demeurent intacts et le liquide conserve son aspect trouble.

Le mélange : globules rouges de mouton et sérum inactif de lapin, ayant reçu des globules rouges de mouton, joue le rôle d'indicateur d'une réaction secrète. Il la rend appréciable à nos sens.

On comprend à présent le choix parfait des termes créés par Bordet pour désigner le phénomène qui doit porter, d'autre part, son nom : *Réaction de fixation* puisque cette réaction consiste essentiellement dans la fixation de la sensibilisatrice sur l'antigène correspondant (microbe ou globule) ; *Déviation du complément*, c'est-à-dire de l'alexine puisque l'alexine normale du sérum (de cobaye) est déviée vers l'élément sensible par l'action de la sensibilisatrice sur cet élément auquel la sensibilisatrice s'est unie et qu'elle a, en quelque sorte, mordancé.

IV. - Au même groupe de réactions que la méthode de l'agglutination et celle de la fixation du complément, nous devons placer *l'épreuve* dite des *immunités croisées*, destinée comme elles à permettre la détermination d'un microbe pathogène. Dans cette méthode, un animal, infecté, par suite de l'inoculation d'un virus ou d'une culture déterminée, et guéri, est éprouvé par l'inoculation d'un virus (ou d'une culture) qu'il s'agit d'assimiler ou non à celui ou celle qui a déterminé la première infection. Suivant que l'animal se montre ou non sensible à l'épreuve, on conclut que le second microbe ou virus appartenait ou non à la même espèce que le premier. Il est naturellement une condition préalable, nécessaire à l'emploi de la méthode, c'est qu'une première atteinte par l'agent pathogène en question laisse à sa suite une immunité vis-à-vis de cet agent lui-même. C'est le cas général pour les inframicrobes ; c'est, au contraire, l'exception dans le cas des germes visibles.

V. - Une variante de la même épreuve, sujette à la même restriction, consiste dans l'emploi du sérum de l'animal guéri, en place de l'animal lui-même. On fait choix d'un animal neuf, sensible à l'agent pathogène qu'on doit lui inoculer. On injecte préalablement à cet animal le sérum du sujet ou de l'animal guéri ; puis, un temps court ensuite, le virus ou la culture à déterminer. S'il résiste à l'épreuve, c'est que le germe inoculé appartient à la même espèce que celui qui a servi à préparer le sérum employé. Dans ce procédé, on met en usage *le pouvoir préventif des sérums*.

VI. - Il est, enfin, *certains produits*, extraits *du corps des microbes*, dont l'emploi peut être utilisé en raison de leurs propriétés spécifiques, pour la différenciation des ces microbes, aussi bien que pour celle des maladies qu'ils déterminent. Telle est la tuberculine que nous retirons des cultures des bacilles tuberculeux. Inoculée à des sujets malades ou seulement porteurs du bacille de Koch, infectés latents ou guéris, elle détermine chez eux une réaction générale et locale qui permet de reconnaître l'infection. On comprend qu'inversement on puisse utiliser la propriété que présente l'organisme des cobayes tuberculeux de réagir vis-à-vis de la tuberculine pour doser cette substance. Elle est le type le mieux connu des produits d'origine bactérienne auxquels est attachée une propriété révélatrice et spécifique : malléine, extraite des cultures du bacille de la morve, mélitine qui provient de celles du microbe de la fièvre ondulante et substances dérivées des cultures du streptobacille de Ducrey, du bacille diphtérique, du streptocoque hémolytique qui sont utilisées pour le diagnostic du chancre mou, de la diphtérie, de la scarlatine.

3° *Communauté d'antigènes entre agents pathogènes différents*

Le bénéfice de toutes ces méthodes a été étendu des maladies infectieuses aux maladies déterminées par la présence d'un parasite et même à d'autres cas où il a paru utile de reconnaître la maladie par le moyen de son agent ou bien l'agent par le moyen de la maladie ou de la propriété des humeurs. C'est ainsi qu'on applique au diagnostic de l'échinococcose (maladie des kystes hydatiques) la réaction de fixation de Bordet ou bien les propriétés que présente le liquide des kystes et qui sont analogues à celles de la tuberculine,

Charles Nicolle

appliquée localement. De même, la méthode des immunités croisées a pu être utilisée pour la différenciation de certains venins, l'épreuve de la cutiréaction pour l'étude de certaines sensibilités pathologiques vis-à-vis des substances anaphylactisantes, quelle que soit leur origine.

Chacune de ces réactions a servi le médecin et le sert utilement tous les jours. Dans aucun cas, leur emploi ne saurait être négligé, sans faute grave. Nous avons beaucoup à attendre des méthodes qui les ont données pour obtenir des applications plus étendues, plus précises et, aussi, des applications nouvelles de même ordre. Nous devons chercher, en toute occasion, à ajouter à ces méthodes d'autres méthodes, nées d'un même esprit. Cependant, nous ne devons pas les considérer, même les plus précieuses, comme spécifiques d'un microbe ou d'un virus déterminés.

C'est ce qu'on avait cru tout d'abord et cette erreur est tenace. Sa persistance obscurcit la question qui nous occupe. Si les réactions que nous venons d'expliquer sont bien spécifiques, elles le sont, non de l'agent pathogène, mais d'un de ses éléments constituants, l'antigène, dont elles provoquent la révélation en lui opposant l'anticorps qu'on possède en mains, à moins que, possédant l'antigène, ce soit l'anticorps correspondant qu'on lui fasse révéler.

Il n'y a point, en effet, concordance formelle entre l'existence des propriétés antigéniques d'un agent pathogène et son caractère, seul spécifique pour nous, sa *propriété pathogène*. Un même antigène peut se rencontrer chez des espèces microbiennes différentes et, fait qui paraîtra plus surprenant, les mêmes fonctions antigéniques peuvent être remplies, à la fois, par les extraits d'un microbe déterminé et par des produits qui ne semblent avoir rien de commun avec les microbes.

La démonstration de la communauté d'antigènes entre microbes différents nous est donnée par l'application des méthodes sérologiques à la distinction des bactéries de la famille des brucella, et par l'emploi des cultures de certaines races de la famille des proteus au diagnostic des fièvres exanthématiques.

Les brucella forment une famille bactérienne cohérente, si cohérente que la parenté de ses membres nous apporte une grande gêne pour les distinguer entre eux. Cliniquement, il nous est déjà difficile, pour ne pas dire impossible, dans bien des cas, de distinguer la fièvre ondulante vraie que nous contractons communément par l'usage du lait de chèvre infectée et dont l'agent est *Brucella melitensis* des maladies, généralement moins graves, que déterminent, dans notre espèce, les *Brucella aborlus* des avortements épizootiques des bovidés et des suidés. Cependant, il ne nous paraît pas admissible de confondre en un seul des agents pathogènes d'origines différentes et qui confèrent aux espèces desquelles ils nous viennent des maladies évidemment voisines, mais non identiques cliniquement. Or, si l'on cherche de distinguer par des méthodes de laboratoire les brucella entre elles, on ne trouve aucune réaction sérologique qui les sépare. On a bien indiqué (Huddleson), dans ces derniers temps, pour distinguer ces bactéries, des réactions d'ordre biochimique : dégagement d'hydrogène sulfuré, action empêchante de certaines matières colorantes sur le développement ; il faut avouer que, malgré les résultats publiés, de telles distinctions paraissent fragiles. Les auteurs qui en ont fait emploi et qui leur accordent une valeur pratique n'ont point caché qu'elles se montraient parfois infidèles. Il ne nous paraît guère, pour notre part, admissible qu'une réaction qui fait intervenir des produits étrangers à la constitution des microbes, puisse se montrer spécifique quand celles qui empruntent aux qualités des antigènes ne le sont pas.

Mêmes difficultés, même impossibilité de distinguer entre elles les diverses maladies du groupe des fièvres exanthématiques par l'emploi des réactions sérologiques et par la méthode des immunités croisées. On arrive à constituer, dans l'ensemble, des sousgroupes ; dans ceux-ci, on ne saurait reconnaître de délimitation nette entre les diverses espèces. Toutes les fois que des liens de parenté existent entre microbes ou inframicrobes, nous sommes exposés, de la part de nos méthodes les plus fines, à de pareilles déconvenues. Et tout porte à croire qu'il en sera toujours de même.

4° *Fonction antigénique vraie et fonction antigénique apparente*

La communauté d'antigènes entre êtres vivants appartenant à un même groupe se comprend, bien qu'elle soit fort gênante. Il est moins facile d'expliquer que des fonctions antigéniques identiques se rencontrent, à la fois, chez des microbes et dans des produits d'origine non microbienne.

A ce sujet, l'histoire des modifications successives de la méthode de Bordet, appliquée au diagnostic de la syphilis, est instructive. Chacun sait les étapes suivies dans les progrès de la technique. En l'absence de la culture sur milieux artificiels de l'agent de la syphilis, le tréponème, Wassermann eut l'idée d'utiliser comme antigène un tissu dans lequel ce germe se développe en abondance dans l'infection naturelle. Il fit choix judicieusement du foie du nouveau-né syphilitique. C'est l'emploi de cet organe infecté qui a permis d'établir la valeur, la spécificité de la méthode de Bordet appliquée au diagnostic de la syphilis.

S'il avait fallu se servir toujours en pratique du foie de nouveau-nés syphilitiques, la réaction serait demeurée, sauf exception, une curiosité scientifique. Les progrès de nos méthodes curatives menaçaient de rendre de plus en plus rare un produit dont la récolte était déjà limitée. D'autre part, aucun animal n'est sensible à la syphilis au point que ses organes puissent être substitués au foie du nouveau-né.

Or, il s'est trouvé que des foies de nourrissons dans lesquels les tréponèmes étaient rares se comportaient, au point de vue antigénique, de la même façon que les foies fortement infectés. Certains foies, où les tréponèmes faisaient défaut, se comportaient de même. L'idée vint à Wassermann de se servir, comme antigène, d'extraits de foies normaux. Ces extraits donnaient sensiblement la même réaction que l'organe syphilitique. Le foie humain n'est pas le seul qui puisse la donner ; on n'a point tardé à reconnaître la même propriété dans les extraits du foie de certains animaux, en particulier du porc, puis dans d'autres organes et chez des espèces variées. L'extrait du muscle cardiaque du veau est aujourd'hui d'emploi commun dans les laboratoires.

Ainsi, la fonction de l'antigène syphilitique qui nous était apparue tout d'abord comme spécifique de l'agent microbien, puis d'un de ses antigènes constitutifs, a été reconnue dans des produits organiques d'origines bien différentes et diverses. S'agit-il dans ces cas, de substances identiques ? Ces substances sont-elles à proprement parler des antigènes ? Il y aurait bien une explication biologique à ces faits, mais elle est hypothétique, hardie, c'est de supposer que toutes les cellules des organes des mammifères étudiés sont parasitées par des formes invisibles d'un spirochète et qu'un antigène, commun avec l'antigène syphilitique, se rencontre chez ces inframicrobes. Les spirochètes récurrents, le tréponème de la syphilis, offrent, dans leur évolution, des formes invisibles. D'autre part, nous avons vu, par l'exemple des spirella, que des cellules et des plus nobles de l'organisme peuvent être peuplées de formes microbiennes énormes. Les cancers sont peut-être dus à de tels germes répandus chez tous les individus de notre espèce et qui restent tolérés jusqu'au jour où la cellule qui les héberge se trouve lésée par quelque irritation ou simplement affaiblie par l'âge. Il faut avouer que ce ne sont là que des vues hypothétiques ; par suite, que l'origine microbienne des fonctions antigéniques des organes non syphilitiques est à démontrer.

Elle paraît peu probable si l'on envisage que la fonction antigénique peut être remplie par d'autres corps que les antigènes véritables. Il y aurait donc à distinguer fonction antigénique et antigène ou plutôt *fonction antigénique vraie* et *fonction antigénique apparente.*

Si l'on définit antigène toute substance qui détermine par son inoculation à un être vivant supérieur la production d'une substance homologue donnant avec elle une réaction spécifique, il est certain que, des produits employés dans la pratique de la réaction de Wassermann, seuls les extraits d'organes syphilitiques donnent lieu à la production d'anticorps. Il y aurait donc des substances douées de propriétés antigéniques spécifiques et qui ne seraient pas des antigènes.

Cette opinion est la plus répandue. On s'accorde généralement à considérer que la réaction de Wassermann est due à l'existence de lipoïdes qui se rencontrent, à la fois, dans l'antigène syphilitique vrai ou plutôt dans les extraits de tréponème et dans les extraits de nombreuses cellules d'origine animale. Leur spécificité serait une propriété liée à une substance chimique définie et assez répandue dans la nature. Je ne suis pas absolument convaincu qu'il en soit ainsi. J'attends de nouveaux faits pour me prononcer. En

Charles Nicolle

ce qui concerne la relation existant entre la propriété pathogène spécifique des agents (lui causent les maladies infectieuses et les substances auxquelles sont dues les réactions antigéniques authentiques ou non, il est certain que, même dans le cas où ces réactions relèvent d'antigènes véritables, cette relation n'est pas absolue. A plus forte raison ne l'est-elle pas lorsqu'il s'agit de substances non spécifiques, répandues largement dans les organismes animaux.

5° Groupes d'agents pathogènes
à spécificités individuelles

Ce n'est pas seulement par leur existence chez des agents pathogènes différents que les antigènes se montrent incapables de nous servir pour la distinction entre les espèces microbiennes, c'est encore, dans certains cas, et à l'inverse, par une trop grande finesse de la réaction. Trop exactement spécifique, cette réaction se rapporte exclusivement à l'individu microbien et distingue, dans un groupe unifié par une même action pathogène, disons dans la même soi-disant espèce, autant de types différents qu'il se rencontre d'exemplaires étudiés.

Je me suis aperçu de ce fait dans mes études sur les fièvres récurrentes transmises par les tiques. J'ai déjà fait allusion à ces maladies en traitant des grandes familles pathologiques que la clinique nous révèle à elle seule.

Les fièvres récurrentes à tiques sont des maladies très répandues dont l'origine doit être cherchée du côté des petits rongeurs des terriers. Certains acariens, de la famille des ornithodores, transmettent l'infection naturelle de ces animaux aux rongeurs de la même espèce, à d'autres rongeurs, à d'autres mammifères, même à l'homme. On sépare aisément les divers groupes de spirochètes récurrents les uns des autres par la recherche des pouvoirs agglutinant et lytique du sérum des animaux guéris et par la méthode des immunités croisées. Or, si l'on examine de même manière les divers échantillons d'un groupe, ceux-ci se montrent aussi distincts, les uns des autres, par ces réactions, que s'ils appartenaient à des groupes différents. Les réactions sérologiques prouvent, en fin de compte, qu'il existe, chez ces spirochètes, autant d'antigènes lytiques, agglutinants, préventifs que d'exemplaires. Deux spiro-chètes dont l'action pathogène cause une seule et même maladie chez l'homme et des infections expérimentales identiques sur les animaux sensibles, bien que transmis dans la nature par le même ornithodore, bien que tirant leur origine de localités éloignées de quelques kilomètres à peine (nous avons constaté le fait au Maroc et en Tunisie) se montrent, vis-à-vis de nos meilleurs réactifs, aussi distincts entre eux que s'il s'agissait d'être tout à fait différents. La spécificité, chez les spirochètes récurrents, est une *spécificité individuelle*. Il n'y a pas d'espèce chez ces êtres, mais seulement des individus que nous réunissons en groupes en raison de la similitude de propriétés pathogènes.

Le pouvoir pathogène est donc, en fin de compte, la seule caracté-ristique des spirochètes récurrents. Nous sommes revenus, du fait de cette spécificité trop précise, à notre point de départ. Les meil-leures réactions différentielles sont rendues inutilisables par leur trop grande exactitude. Ce qui caractérise, en somme, un agent pathogène, ce qui fait sa spécificité, c'est son action pathogène.

6° *Les poisons microbiens et la spécificité*

L'action pathogène d'un microbe ou d'un virus (le mot *action* doit être employé ici et non le mot *pouvoir)* est faite, à la fois, de sa virulence (pouvoir pathogène) et de son *pouvoir toxique*. Laissons de côté la virulence. Nous nous expliquerons plus tard à son sujet. Ce que nous appelons pouvoir toxique est l'ensemble des proprié-tés toxiques inhérentes à chaque type pathogène. Cet ensemble est divers. Il entre, dans la constitution des infiniment petits, fussent-ils dépourvus de toute propriété agressive, des substances nom-breuses qui sont des poisons pour les êtres supérieurs auxquels on les inocule. Tout produit cellulaire est toxique pour un organisme étranger ; mais tous ne montrent pas une toxicité égale.

La plupart de ces substances ne jouent vraisemblablement aucun rôle dans l'évolution des maladies. Il est, à côté d'elles, des produits dont la nocivité, de valeur en apparence secondaire, se traduit dans l'ensemble des symptômes, surtout des lésions, par des actions particulières. Tels sont, si nous prenons pour exemple le bacille tuberculeux, la tuberculine elle-même et divers produits, peu diffusibles, qui déterminent au voisinage des microbes la transformation fibreuse des tissus ou bien leur caséification. Les symptômes du choléra et ceux de la dysenterie bacillaire relèvent, pour une bonne part, de poisons microbiens nettement actifs.

Les diverses substances que nous venons d'examiner ne, sont pas de nature antigénique, leur inoculation ne déterminant pas la production d'anticorps.

Bien plus importants, pour l'action pathogène, sont les poisons éminemment diffusibles que produisent certains microbes et qu'il est facile de mettre en évidence en filtrant leurs cultures alors qu'il faut avoir recours à des opérations compliquées pour extraire des corps microbiens, au moins avec une suffisante abondance, lés autres produits toxiques dont nous avons parlé. L'activité de ces poisons solubles est telle que, sauf les symptômes, dus à la multiplication microbienne locale et qui peuvent faire défaut (tétanos), les symptômes et lésions de l'infection, d'ordinaire fort graves, relèvent non du pouvoir pathogène de l'agent, mais de l'action de son poison diffusible. Tel est le cas des poisons (ou toxines) diphtérique, tétanique, botulique. Il vaut la peine que nous nous y arrêtions un moment. Ces poisons sont regardés comme spécifiques des microbes qui les produisent. Sans doute, certains échantillons des microbes responsables les préparent en quantité très faible (on pourrait dire théorique) tandis que leur production par d'autres échantillons est d'une richesse extrême. Au degré d'activité près, le mode d'action est, dans tous les cas, identique. En outre, les sérums, préparés par l'inoculation des plus toxiques de ces produits se montrent actifs sur tous les autres. Il y aurait donc, pour les microbes producteurs, spécificité du fait de l'unité des poisons solubles qu'ils préparent. La même opinion pourrait être soutenue à propos de la tuberculine, de la malléine et des autres extraits microbiens du même ordre, bien qu'ils ne déterminent pas la production d'anticorps. La réaction particulière, secondaire à leur inoculation, est de nature différente. Toutefois, elle répond à la sollicitation par l'antigène aussi exactement que le ferait l'anticorps homologue.

Conclure à la spécificité des espèces microbiennes parce que chacune d'elles se caractérise par l'élaboration d'un produit toxique particulier serait pétition de principe. Nous définissons précisément le bacille diphtérique, celui du tétanos, ceux de la tuberculose, de la morve, etc., par la production par eux du poison considéré, et nous nions la qualité diphtérique, tétanique, etc., aux échantillons, à tous autres points pareils, qui en sont dépourvus. En outre, pour nous en tenir aux poisons diffusibles, nous appelons ainsi non pas des substances déterminées, mais le filtrat des cultures préparées dans certaines conditions. Or, ce filtrat contient, à côté du poison essentiel, bien d'autres produits, toxiques ou non, dont certains peuvent être doués de propriétés spécifiques tout autant, sinon plus.

On admet généralement que les propriétés antitoxiques du sérum antidiphtérique (de l'antitétanique aussi bien) sont dues à la transformation, dans l'organisme, de ce poison en antitoxine. Le poison diffusible serait donc un antigène et l'antitoxine, l'anticorps homologue. Il se peut qu'il en soit ainsi. Il est tout aussi possible que l'antigène producteur de l'antitoxine n'ait rien à voir avec le poison lui-même, mais que cet antigène existe avec une individualité propre à côté du poison dans le filtrat. L'anatoxine de Ramon peut être due à l'action du formol sur le poison dont ce produit supprimerait la toxicité en laissant intacte la propriété antigénique. Elle peut, plus simplement encore, tirer son origine de la destruction de la toxine par le formol, ce produit laissant intact l'antigène, existant à côté du poison et non toxique par lui-même.

Mais c'est nous éloigner trop longtemps du sujet actuel de notre étude. Quelle que soit la part qui revienne aux produits toxiques dans l'action pathogène, c'est la manière dont s'exerce cette action globale qui fait la spécificité de l'agent infectieux.

7° La mosaïque de pouvoirs

Les faits que cette conclusion impose doivent-ils nous surprendre ? Non. Ils s'expliquent clairement si nous cherchons à nous rendre compte des éléments qui caractérisent un agent pathogène. Mon frère, Maurice Nicolle, a donné de la constitution de ces êtres une définition frappante. Il a dit que chacun représente une *mosaïque d'antigènes*. Ce qu'il n'a pas dit, ce qu'il n'a peut-être pas vu, c'est combien les éléments de la mosaïque sont nombreux et aussi que, parmi ces éléments, même parmi ceux qui méritent le nom de spécifiques, il y a autre chose que des antigènes.

Le nombre de ces constituants est énorme. Nous ne connaissons que les plus facilement, les plus grossièrement appréciables par nos méthodes empiriques. Nous les connaissons par la constatation d'un phénomène que nous sollicitons au moyen d'un réactif. Ce réactif peut lui-même dériver de la substance ou de l'action du corps qu'il révèle ; tel est le cas des anticorps dont la production est liée à l'existence des, antigènes qu'ils servent, entre nos mains, à reconnaître. Ils peuvent appartenir, être partie constituante, inséparable, d'une autre mosaïque aussi complexe. Ils peuvent être étrangers à la nature des antigènes et, cependant, nous révéler, comme eux, des anticorps spécifiques. Il est bien évident qu'à chaque sollicitation inédite, l'agent pathogène répondra par la mise en évidence d'un nouvel antigène ou bien, si l'on décide de n'appeler antigène que la substance à laquelle répond la production de l'anticorps, par la mise en action d'un élément de la mosaïque, de nature antigénique ou non.

Ici, se pose, comme dans tous les cas pareils, la question du choix d'un terme nouveau pour désigner ces éléments à réaction spécifique qui comprennent les antigènes, mais qui ne sont pas tous des antigènes. Élément est un mot dont l'usage a étendu le sens à l'extrême ; il faudrait le faire suivre d'un adjectif explicatif ; nous n'en avons pas trouvé qui convienne ; l'explication devrait être détaillée et serait sans doute corrigée par la suite. Il vaut mieux un terme dont le sens ne préjuge qu'une aptitude. Je n'en connais pas de meilleur que pouvoir. Nous dirons donc, corrigeant l'expression de mon frère, qu'un agent pathogène est une *mosaïque de pouvoirs*.

Ce qui caractérise la mosaïque, autant que le nombre de ses éléments constituants ou pouvoirs, c'est l'instabilité de la formule. Non point une instabilité extrême ; tout chargement trop marqué, tout déséquilibre notable conduisant l'être à sa ruine. Cette instabilité se traduit par des modifications de détail, incapables de menacer la vie de l'individu microbien (s'il s'en produisait de plus sévères, l'être disparaissant, nous n'en saurions rien). Un pouvoir ordinaire de la mosaïque peut se perdre, un pouvoir nouveau peut apparaître. Tout, pour les infiniment petits comme pour les êtres plus élevés, est effet de circonstances. Jamais, dans la nature, il n'y a répétition exacte d'un même groupement d'éléments. Jamais le rejeton, fût-il le résultat de la division d'une cellule, n'est la reproduction exacte de son parent. Il y a, pour les membres de chaque groupe, des éléments habituels dont la perte modifie gravement la physionomie de, l'être qui subit cette amputation. La plupart de ces changements sont minimes ; ils ont peu de tendance à se transmettre, et, dans le cas où ils le font, les modifications qu'ils impriment à la lignée sont à la fois minimes et lentes.

Généralisant ces faits et leurs conséquences, nous dirons que c'est à leur action progressive et faible, longtemps réversible, que nous donnons le nom d'évolution. Quand, au contraire, la modification est forte, qu'elle se traduit par la perte subite d'un élément de certaine importance ou l'apparition, brusque également, d'un élément de même ordre, le phénomène est durable, irréversible. Il exige, chez les infiniment petits, comme chez les êtres plus complexes, le nom de mutation.

A la lumière de cette conception, la question de la spécificité s'éclaire. Les caractères spécifiques d'un agent pathogène sont liés à certains des éléments constitutifs de cet être. Ces éléments sont très nombreux ; nous n'en connaissons que quelques-uns. Nous ne connaissons que ceux qui, sollicités par des réactifs connus de nous, révèlent leur existence par une réaction particulière. Il n'est point de raison qui s'oppose à ce que la mosaïque soit composée d'un nombre indéfini de pouvoirs. Plus notre science progressera, plus nous en connaîtrons davantage. Certains de ces éléments peuvent. faire défaut ; d'autres, inconnus jusque-là, peuvent apparaître, sans que l'équilibre de l'être en soit compromis. Il est aisé de comprendre que, dans un groupe d'agents pathogènes voisins, issus d'un même ancêtre, il existe de nombreux pouvoirs communs. Il en existe d'autant plus que la parenté est plus grande et c'est précisément pourquoi il nous est difficile de distinguer entre eux des germes voisins.

D'autre part, de même qu'on observe, dans l'ensemble des êtres supérieurs, animaux ou plantes, des espèces moins stables que d'autres, plus sujettes à des mutations, plus commodes, plus utiles par conséquent pour l'étude des variations, il est des espèces microbiennes ou inframicrobiennes à mosaïques, particulièrement

Charles Nicolle

instables, plus capables que d'autres d'acquérir de nouveaux pouvoirs ou peut-être, plus simplement, de les grouper de façon particulière. Tels sont les spirochètes chez lesquels les antigènes agglutinant, lytique et préventif, diffèrent d'un individu à un autre.

8° *Le pouvoir pathogène, seul caractère spécifique*

La conclusion à tirer de ces constatations et des explications que
notre esprit nous en donne, c'est qu'en fin d'analyse le seul caractère spécifique qui nous reste pour définir un microbe pathogène
est son pouvoir pathogène, c'est-à-dire sa *virulence.* Cette conclusion, nous l'aurions pu prévoir. De toutes les propriétés que peut
présenter le germe, c'est la virulence dont nous avons fait choix
pour le définir. Il n'est pas étonnant que toutes les autres défaillent
et qu'elle seule demeure pour caractériser l'être étudié.

Nous avons choisi cette propriété, entre toutes les autres, parce
que nous sommes médecin et que c'est à ce point de vue, celui de la
virulence, que les agents pathogènes nous intéressent. Sans doute,
la propriété pathogène est liée à la vie du microbe et la définition
qu'en a donné Roux reste exacte : « La virulence d'un microbe,
disait-il dans ses leçons, est son aptitude de vivre dans l'organisme
des êtres supérieurs et d'y secréter des poisons. » Cette aptitude
a conduit, elle ne cesse de conduire la destinée de chaque espèce
microbienne. S'ils ne l'avaient pas acquise, les agents qui causent
nos maladies seraient demeurés au rang de saprophytes. Elle a pris,
dans leur vie, une importance si grande que beaucoup d'entre eux,
et sans doute, la totalité des plus évolués, les inframicrobes, cesseraient d'exister si cette propriété leur manquait. Les inframicrobes
paraissent, en effet, incapables de vivre en dehors de l'organisme
des êtres supérieurs et souvent leur existence ne semble possible
que chez une espèce de ces êtres.

Médecins, justement préoccupés du côté médical de notre étude,
nous devions donner le pas à la virulence sur les autres propriétés
des agents pathogènes et en faire la qualité spécifique du groupe ou
de l'individu considérés. Conduits par d'autres préoccupations, ou
générales ou pratiques, nous aurions pu tout aussi bien élire une
propriété différente et en faire notre directive. Toutes prêtent aux

classifications ; il n'est pas de classement qui ne puisse trouver en l'une d'elles ses raisons ou son prétexte. Un industriel eût fait choix de la qualité dont il tire parti ; un botaniste, un zoologue auraient choisi le trait le plus caractéristique pour fixer la place du germe dans l'enchaînement des êtres. Nous ne suivons pas nous-mêmes des règles différentes quand nous cherchons à grouper ou à distinguer les agents pathogènes d'après leurs formes, leurs modes de reproduction, leur mobilité, leurs caractères de culture, d'après leur manière de se comporter vis-à-vis de certaines matières colorantes, d'après leur action sur les sucres, sur le lait. Mieux appropriées à la nature pathogène du germe sont les réactions sérologiques, la recherche des pouvoirs agglutinants, lytiques, préventifs, la réaction de fixation, que ces propriétés soient liées à l'existence d'antigènes vrais ou d'éléments différents à fonctions voisines. Même dans ces cas, il y a loin des substances ou des propriétés que nous utilisons à la virulence. Elle seule, au sens de notre conception médicale, devait être considérée comme spécifique.

9° Le pouvoir pathogène et la mosaïque de pouvoirs
Conclusion

Pour clore ce chapitre, il nous reste à aborder un problème qui, dans l'état actuel de nos connaissances, ne se présente guère comme soluble. Nous avons vu que les propriétés antigéniques des agents pathogènes semblent liées à l'existence, dans la composition de ces êtres, d'éléments particuliers. Ces éléments sont ceux de la mosaïque. Est-il admissible de supposer que la virulence est liée, elle aussi, à l'un de ces éléments ? L'aptitude pathogène est d'une telle habilité ; elle naît, s'accroît, s'affaiblit, disparaît si aisément dans une même espèce microbienne, qu'il semble osé de la lier à un élément constitutif de la cellule. Notre esprit, féru de comparaisons, d'analyses, se plairait plutôt à la considérer comme un phénomène analogue à celui de la mémoire. Toute comparaison est un guide incertain. Que savons-nous, d'ailleurs, de précis de la mémoire, de son mode d'acquisition, de son siège ? Serait-il si contraire à la raison de penser que le souvenir s'attache à un élément de la cellule nerveuse ?

Charles Nicolle

Il y a donc de bonnes raisons de penser que la virulence est liée à un support matériel. Ne la voyons-nous pas subir parfois des variations brusques auxquelles on peut donner légitimement le sens et le nom de mutations, et ces variations subites se traduire en dehors de l'adaptation à un être nouveau, par l'acquisition de propriétés pathogènes nouvelles vis-à-vis de l'espèce animale qu'elle infecte ordinairement. L'étude de la vaccine nous en fournira, plus tard, des exemples.

Pour le moment, il faut nous borner et conclure. Ce qui fait la spécificité d'un agent pathogène, ce sont ses propriétés virulentes. C'est pourquoi sans être absolue, surtout sans être jamais fixe (la loi de la vie est le changement), la spécificité reste le caractère le plus important des agents vivants de nos maladies et, par là même, des infections qu'ils déterminent.

On n'aura pas été sans remarquer une analogie entre la représentation que nous nous faisons des agents pathogènes et celle que les naturalistes ont imaginée pour expliquer l'existence des caractères héréditaires dans l'ovule fécondée des êtres supérieurs. Des nécessités de même ordre et des efforts pareils devaient naturellement conduire à des conceptions et des figurations analogues. Il s'agit, aussi bien pour les infiniment petits que pour les êtres plus compliqués, de propriétés, transmissibles à la descendance. On ne peut évidemment pas espérer reconnaître chez les bactéries, encore moins chez les germes invisibles eux-mêmes, l'existence de corps analogues aux chromosomes. Si la réalité de ceux-ci ne peut être mise en doute, combien peu nombreux ils sont dans les noyaux les mieux partagés, à côté des caractères héréditaires que loge le noyau d'une ovule. Quelques unités auprès de millions, de milliards de poussières.

Est-il surprenant que, dans l'un et l'autre cas, l'esprit reste confondu devant ce que contient en caractères actuels, en possibilités futures et transmissibles, une part aussi infime de substance vivante ?

Chapitre I : Maladies infectieuses et agents pathogènes

Chapitre II : La maladie infectieuse chez l'individu

Origine de la maladie individuelle
Les réservoirs de virus

Hors le cas où nous portons en nous le germe de la maladie à la naissance, il nous faut chercher l'agent pathogène au dehors.

Il peut nous venir de notre peau ou bien de nos muqueuses ; il peut nous venir de nos semblables, des animaux voisins, du monde extérieur (eau, terre, déjections). Quelle que soit son origine, il peut pénétrer en nous directement, sans intermédiaire vivant, ou bien nous être inoculé par un invertébré (insecte, arachnide, mollusque, ver, etc.) qui, le plus souvent, nous contamine par piqûre.

L'hôte (animal, plante ou milieu extérieur) chez lequel le germe pathogène se conserve est appelé *réservoir du virus*. Le réservoir du virus, dans le paludisme, est l'homme malade sur lequel le moustique s'infecte ; pour la fièvre méditerranéenne, la chèvre ; pour le charbon, le sol où le microbe se conserve des années sous une forme de résistance, la spore. La variole, la rougeole qui se transmettent directement et uniquement par contagion d'homme à homme, ont pour réservoir les hommes malades. Elles disparaîtraient si notre espèce disparaissait car, elles lui sont particulières.

Il est, à côté de celles-ci, des maladies infectieuses de notre espèce et qui, cependant, continueraient d'exister au cas où il n'y aurait plus d'hommes. Considérant l'importance de toutes choses suivant nos rapports avec elles, nous sommes portés à regarder les maladies dont nous souffrons comme des fléaux qui nous sont propres. Or, certaines, même des plus graves telles la rage, la peste ne nous frappent que par accident. Si :l'homme était le seul être qui leur fût sensible, elles ne se seraient pas développées.

Sans doute, la salive de l'homme enragé contient le microbe de la rage aussi bien que la bave du chien, et il n'est pas impossible que l'homme contamine son semblable par morsure ou par ses crachats. D'autre part, certaines formes de la peste passent de l'homme à l'homme directement, sans l'intermédiaire des puces, telle la peste pulmonaire ; et, souvent, dans les foyers épidémiques de la maladie, notre puce *(Pulex irritans)* fait des passages d'homme à homme. N'empêche que ce soit du chien (ou des animaux qu'il mord) que l'homme contracte d'ordinaire la rage et que ce soit chez les rongeurs domestiques (rats, souris) ou sauvages, par l'intermédiaire de leurs puces, que la peste se conserve et passe d'eux aux hommes. Le réservoir du virus de la peste est donc le rongeur, celui de la rage, le chien. Quelle que soit la fortune que leur offre en apparence le passage par l'homme, le microbe de la peste et l'inframicrobe de la rage s'engagent dans un cul-de-sac en nous contaminant [1]. Un exemple plus net nous est donné par la fièvre ondulante. Bien que son agent pathogène puisse passer d'homme à homme par l'urine et ainsi se propager à d'autres êtres, la disparition de notre espèce serait sans influence sur l'avenir de cette maladie.

Il est bien des cas dans lesquels nous ignorons où se conserve l'agent de la maladie infectieuse : lèpre, scarlatine, etc.

D'autre part, il importe de se garder de confondre l'hôte accidentel ou bien le milieu indifférent, chez lesquels l'agent pathogène ne fait que végéter, survivre, avec le vrai réservoir du virus où l'agent se multiplie. C'est pourquoi il nous apparaît que le milieu extérieur (terre, sol) ne joue pas, sans doute, un grand rôle dans la conservation des germes des maladies. On pourrait même dénier au sol des champs maudits, dans lequel la spore charbonneuse ne fait que subsister, la qualité de réservoir de virus qu'historiquement on lui accorde. Il est probable que les microbes de la fièvre typhoïde, des paratyphoïdes, des dysenteries bacillaires, des vibrions cholériques qui nous viennent généralement des eaux, du moins au cours des épidémies, ne subsistent dans la nature que grâce à l'existence de gens malades dont certains ne souffrent que d'atteintes légères et qui passent inaperçues ; grâce aux convalescents surtout qui conservent pendant des semaines, des mois, des années tels de ces germes dans leur intestin, leur vésicule biliaire, leur vessie et renouvellent ainsi la souillure des eaux.

---

1 S'il est exact qu'en frappant l'homme, l'agent pathogène de la rage s'engage dans un cul-de-sac, il serait exagéré de dire que la disparition de l'homme serait sans *influence sur* le *destin* de la rage. L'homme a pris une telle importance dans les événements du globe que sa disparition, en amenant celle de la plupart des chiens et le retour des autres à l'état sauvage, paralyserait l'extension de la rage et, peut-être, en amènerait la disparition.

On donne généralement à cette catégorie de contaminants le nom de *porteurs de germes* et l'on distingue, parmi eux, les porteurs malades ou convalescents (même guéris) et les porteurs sains. On désigne sous ce dernier nom les individus qui paraissent n'avoir subi aucun trouble du fait de la pénétration et de la culture en eux des microbes pathogènes ou virus qu'ils conservent pendant un temps plus ou moins long et dont ils assurent, durant ce temps, la dissémination. Il est peu probable que leur infection ne se soit traduite, au moins à son début, par aucun symptôme. On doit plutôt penser que l'atteinte clinique a été si légère qu'elle est passée inaperçue.

Nous verrons qu'une autre catégorie de réservoirs de virus est constituée par les individus, atteints d'une infection aiguë sans symptômes (infection inapparente), mais capables de transmettre à des sujets de la même espèce ou d'autres espèces, vivant en contact avec eux, le virus dont ils sont porteurs, ainsi que le font et pendant la même durée les sujets qui témoignent de leur infection sous forme visible, à symptômes.

Origine de la maladie infectieuse
Son illogisme

On chercherait vainement une manière de raison dans le fait qu'un microbe quitte son réservoir de virus pour contaminer un individu bien portant. Tout est effet des contacts, des circonstances.

Il est des cas cependant où la pénétration d'un germe est liée, suivant l'heureuse expression de F. Mesnil, à un acte physiologique. Elle emprunte à la nature de cet acte une apparence rationnelle. Tel est le mécanisme par lequel certains moustiques, les anophèles, nous inoculent l'hématozoaire du paludisme. Ce microbe existe chez l'homme malade ; il subit, dans son sang, dans certains de ses organes une évolution dont la régularité se traduit par le caractère cyclique des accès paludéens (fièvre tierce, fièvre quarte). Cette évolution aboutit à la production de formes neutres, capables de se reproduire indéfiniment ou du moins très longtemps dans l'organisme de l'homme et d'assurer ainsi la pérennité de l'infection individuelle. À côté de ces formes, il en est de sexuées. Elles ne peuvent s'unir chez l'hôte humain. Pour qu'il y ait contamination

Charles Nicolle

d'autres hommes et, par là, conservation du microbe et de la maladie, il faut que certains moustiques, les anophèles, interviennent, et qu'ils pompent le sang du paludéen. Dans l'estomac du moustique femelle (seules, chez ces moustiques, les femelles se nourrissent de sang), les formes sexuées de l'hématozoaire s'unissent. Elles donnent, par une division ultérieure, de petits éléments extrêmement nombreux qui envahissent l'appareil piqueur de l'insecte. Le moustique prélève donc par piqûre les hématozoaires du sang de l'homme malade sur lequel il se nourrit et il les réinocule à un individu sain. Ainsi se noue la chaîne qui assure la perpétuité de l'infection.

On peut donc considérer comme rationnel et, en quelque sorte, logique, le mode d'inoculation et de conservation des hématozoaires du paludisme. Il l'est parce que le moustique femelle se trouve dans la nécessité physiologique d'absorber du sang. Mais, combien cette logique est incertaine ! Que d'autres mammifères que l'homme, insensibles au paludisme, s'interposent entre le moustique, infecté par l'hématozoaire, et sa victime désignée, l'homme, la chaîne se trouvera rompue. Or, ce fait est de tous les jours. Nous l'avons dit, et nous en voyons un nouvel exemple : même dans ses actes les plus rationnels en apparence, la nature connaît surtout des insuccès. Il suffit qu'elle réussisse parfois pour que la pérennité d'un fléau aussi grave que le paludisme se trouve assurée.

Nous venons d'envisager un fait d'apparence logique. Nous pourrions en citer quelques autres. Que penser de celui-ci que nous avons mis en évidence avec L. Blaizot et E. Conseil ?

La fièvre récurrente mondiale est causée par un microbe spiralé et mobile, un spirochète. Le spirochète circule, se multiplie dans le sang. Le pou qui est l'agent de transmission de cette récurrente absorbe le spirochète en se nourrissant sur l'homme malade.

Nous avons constaté que, dans l'organisme du pou, les spirochètes subissent une évolution cyclique. D'abord bien évidents et mobiles dans le sang que reçoit le tube digestif de l'insecte, ils en disparaissent en quelques heures ; si bien qu'une demi-journée après le repas, les recherches les plus minutieuses ne permettent plus d'en trouver trace. Les jours qui suivent, même constatation négative. Mais, après un délai de six à huit jours, des spirochètes nouveaux reparaissent. Ils proviennent de la fragmentation des spirochètes primitifs et de la transformation en éléments spiralés et mobiles des granules invisibles auxquels cette fragmentation a donné lieu. Ces spirochètes de nouvelle formation ne se rencontrent que dans le système sanguin du pou. Ils y sont enfermés, sans aucune communication possible avec l'extérieur. Extrêmement dangereux pour l'homme qui récolte ces poux infectés, ils ne pourraient cependant l'envahir. Des milliers de piqûres, produites par ces poux, chargés d'éléments virulents, sont inoffensives.

Avant nos recherches, certains observateurs avaient pensé que le pou pouvait jouer un rôle dans la transmission de la récurrente. Aucun n'en avait apporté la preuve, même ceux qui avaient obtenu parfois la reproduction de la maladie dans notre espèce par l'inoculation de poux broyés. Reprenant, au début de nos travaux, ces expériences sur des singes et sur l'homme, nous n'avions pas pu davantage reproduire la spirochétose par piqûres de poux, cependant infectés (jusqu'à plus de six mille piqûres dans un cas) et en modifiant, de toutes façons les conditions des expériences. Cependant, forts de l'observation d'épidémies de récurrente, sachant que ces épidémies se comportent exactement comme celles du typhus et ayant démontré que l'agent de transmission du typhus était le pou, nous n'avons pas douté un instant de son rôle dans la propagation de la maladie. Nous en avons été inébranlablement convaincus le jour où nous avons découvert l'évolution du spirochète chez l'insecte. Aussi, ne nous sommes-nous posé qu'une question. Puisque le pou est, de toute évidence, l'agent de transmission de la récurrente et qu'il n'est pas capable de l'inoculer au moyen de sa piqûre, par quel mécanisme le spirochète passe-t-il du pou à l'homme ? Ce mécanisme, nous allons le voir, ne fait intervenir aucun acte logique de la part de la nature.

Le pou est un être fragile ; ses pattes, surtout, sont d'une délicatesse extrême. Le moindre choc les brise ; il suffit du frottement d'un vêtement, du grattage, pour les rompre. La plaie minuscule de la fracture souille la peau du porteur d'un gouttelette infime du sang incolore de l'insecte. Dans ce sang, les spirochètes pullulent. La piqûre du pou cause des démangeaisons. L'homme se gratte. Ses doigts, ses ongles ramassent sur la peau des traces du sang du pou et, avec elles, des spirochètes. Le grattage les inocule au voi-

Charles Nicolle

sinage de la piqûre. Tout aussi bien, les ongles portent le virus qui les souille au niveau des yeux si l'individu se les frotte ; et, dans les pays comme l'Afrique où les conjonctivites sont fréquentes, sans cesse l'indigène porte ses doigts à ses yeux. La virulence du spirochète est telle qu'il traverse la conjonctive saine.

C'est donc par suite d'un accident fortuit, nullement lié à une nécessité physiologique cette fois, mais commun, fatal, que l'inoculation se produit. Et, si l'on considère que c'est par de tels accidents, répétés depuis des siècles, que la fièvre récurrente s'est répandue dans tout le monde, on ne sait vraiment ce qu'on doit le plus admirer, de l'effort incessant du microbe pour sa conservation ou des conditions aveugles, imprévisibles et, pour parler du point de vue de l'intelligence, absurdes, qui l'assurent.

Entre ce fait irrationnel et les contaminations liées à des nécessités physiologiques que nous avons exposées plus haut, il est des cas, pour ainsi dire, intermédiaires.

La puce peut transmettre directement par sa piqûre le bacille pesteux qu'elle a pris sur un rat malade à un autre rat ou bien à un homme. C'est un mode d'inoculation démontré. Ce n'est pas, sans doute, le mode habituel. Chaque fois qu'une puce se nourrit, elle commence par rincer son tube digestif avec les premières gouttelettes de sang absorbé, puis elle les rejette. Ce n'est qu'après ce rinçage et cette régurgitation qu'elle s'emplit définitivement. Si, dans un repas antérieur, la puce a absorbé les bacilles pesteux en circulation dans le sang d'un malade, ces microbes se sont conservés, multipliés dans le tube digestif de l'insecte. Le rejet du sang sur la peau, souillera donc celle-ci de microbes virulents. La piqûre peut en introduire quelques-uns ; le porteur que la piqûre démange et qui gratte sa peau contaminée assure la pénétration d'un plus grand nombre.

De même, ce n'est pas sans doute par sa piqûre, cependant suffisante, que le pou inocule communément le germe du typhus ; c'est au contact des crottes virulentes de l'insecte, souillant sans cesse la peau, que l'ongle du pouilleux se charge du virus, l'inocule par grattage ou bien le porte aux conjonctives. La projection dans les yeux d'une parcelle de crottes de poux typhiques a causé bien des contaminations humaines dans les laboratoires.

Chapitre II : La maladie infectieuse chez l'individu

Un hôte peu dangereux des globules rouges du rat, l'hémogréga-rine, est transmis à ce rongeur par un parasite de sa peau. Or, ce n'est pas, comme on le pourrait croire, au moyen de sa piqûre que ce parasite contamine le rat, c'est parce que le rat mange le parasite. Dans l'estomac du rongeur l'hémogrégarine se trouve libérée ; elle traverse ensuite la paroi digestive de l'animal et envahit son sang. C'est aussi par l'ingestion des cadavres de leurs congénères ou bien parce qu'ils dévorent leurs ectoparasites, en particulier leurs puces, que les rats se communiquent l'un à l'autre le typhus murin et que cette maladie se conserve dans l'espèce.

Voici des voies d'introduction bien indirectes, bien curieuses et dans lesquelles on chercherait en vain un génie de prévision ou de logique. Si la maladie pénètre en nous, c'est du fait de cette pro-priété que possède le microbe, être vivant, de profiter de toutes les circonstances. Cette propriété, cette aptitude, nous en avons traité et nous en parlerons mieux par la suite ; c'est le pouvoir pathogène, la virulence.

Répétons, avant de quitter ce chapitre, que nous ne constaton-tons, des tentatives du microbe agresseur, que les succès, que les échecs nous échappent nécessairement puisqu'ils n'aboutissent à rien d'appréciable pour nous, que les échecs sont la règle, et que, lorsque nous avons reconnu le mode de transmission naturel d'un microbe, donc d'une maladie, les expériences que nous instituons ont, dans les conditions de ces expériences, une tout autre rigueur que la manière de faire de la nature.

Vie de la maladie individuelle
Les modes de défense de l'organisme

Nous ne tenterons pas de tracer en détail l'évolution de la maladie infectieuse chez le sujet, homme ou animal, qui en est atteint. On devine que cette évolution offre les plus grandes variétés suivant qu'il s'agit d'une maladie ou d'une autre. Il y a sensiblement autant de tableaux cliniques qu'il y a de maladies particulières. La même affection peut, en outre, présenter des formes de gravité diverse : sévère, moyenne, bénigne, et d'évolution plus ou moins rapide : foudroyante, aiguë, subaiguë, prolongée, chronique, à rechutes, à récidives.

Ce que nous avons dit des façons multiples dont les différents microbes se comportent montre que, pour une même infection (infection par le même microbe), les modes de réaction de l'organisme, donc la physionomie des maladies, peuvent être tout à fait variables. Qu'on réfléchisse aux localisations si diverses, si nombreuses du microbe de la tuberculose, de celui de li syphilis. Une bactérie d'apparence banale, le streptocoque, peut produire des suppurations, des angines, des conjonctivites, des inflammations du poumon, des pleurésies, méningites, néphrites ; il est un des agents les plus fréquents de l'infection puerpérale ; il est celui de l'érysipèle et il joue un rôle important, sinon le rôle unique, dans la production de la scarlatine. Le plus banal peut-être des microbes pathogènes, le staphylocoque qui cause les plus bénins des abcès se hausse au rang d'un agent spécifique lorsqu'il produit le furoncle et l'anthrax, infections d'un type particulier, et l'ostéomyélite qui est une maladie grave et bien spéciale.

Rappelons que, souvent, une première infection (infection primitive) ouvre la porte à une ou plusieurs autres (infections secondaires).

Il nous est donc impossible de tracer un tableau général de la maladie infectieuse individuelle. Il nous est tout aussi impossible de tracer les tableaux de toutes ces maladies. Nous avons cité, çà et là, quelques cas particuliers ; nous continuerons par la suite. Qu'on ne les prenne pas pour des types il n'y a guère de types en pathologie infectieuse ce sont des exemples.

Il faudrait tenir compte, en outre, dans ce tableau sans fin, des nombreux facteurs, susceptibles de modifier l'évolution de la maladie individuelle : une moindre résistance du sujet, due tantôt aux conditions défavorables du moment (froid, maladies associées), tantôt à un état physiologique antérieur (misère, famine, dépression nerveuse, maladies chroniques débilitantes, diabète) ; ou bien une résistance accrue, au contraire, telle qu'a pu h produire une atteinte antérieure du même mal, une vaccination incomplète ; sans compter l'action du traitement lequel, entre des mains inexpertes, peut faire pis que le mal.

Ce serait le lieu de parler des moyens de défense de l'organisme. Il me paraît difficile de le faire avec quelque détail, sans allonger, sans alourdir ces leçons, dont le but est d'exposer quelles idées on peut se faire sur l'origine des maladies infectieuses, leur vie à travers les siècles, et la façon dont elles peuvent disparaître. Des précisions sur le mécanisme intime de la défense de notre organisme nous entraîneraient à des développements que je préfère réserver pour des leçons spéciales. Ces précisions n'apporteraient à notre sujet actuel à peu près aucun bénéfice. Elles compliqueraient l'exposé et ajouteraient au peu de solidité des conceptions sur les points qui nous intéressent la fragilité, au moins aussi grande, de nos opinions sur le mécanisme de la défense.

Au demeurant, aucune personne instruite n'ignore que cette défense repose, d'une part, sur les agents de notre voirie intérieure, les globules blancs, de l'autre, sur les modifications que subissent dans notre organisme ces substances particulières des agents pathogènes que nous désignons sous le nom d'antigènes et qui, par un mécanisme dont nous ignorons la chimie, y sont transformées en produits susceptibles d'en annuler les propriétés malfaisantes, les anticorps. Que d'autres phénomènes interviennent, qu'il se rencontre des immunités auxquelles la production des anticorps est étrangère, le fait ne paraît point douteux. Besredka nous a beaucoup appris là-dessus sans que l'obscurité qui plane sur le mécanisme des immunités locales et sur les antivirus nous paraisse encore dissipée. C'est cependant à son école que nous demandons les seules lumières qui pourraient nous instruire.

Terminaison de la maladie infectieuse
chez l'individu

Abandonnée à elle-même, c'est-à-dire non traitée, la maladie infectieuse peut se terminer de façons fort diverses. Elle peut, si elle est grave, aiguë, tuer, en pleine évolution, celui qu'elle frappe par une destruction rapide d'éléments nécessaires à la vie (cellules des centres nerveux, du coeur, du foie, des reins, etc.). Cette fin est due à l'action des poisons de l'agent pathogène, que ces poisons agissent par diffusion à distance comme ceux des microbes du tétanos, de la diphtérie, ou bien au contact de toutes les cellules de l'organisme

Charles Nicolle

comme dans le cas d'une pullulation extrême (septicémie), ou bien au contact de cellules sensibles comme cela se voit, par exemple, pour la rage où l'agent invisible cultivé dans le tissu nerveux.

À l'opposé de la mort rapide, un autre mode de terminaison est (au moins en apparence) la guérison précoce, totale, définitive. Les lésions, causées par l'agent pathogène et ses poisons, se réparent, et l'individu se trouve, après quelques jours ou quelques semaines, dans le même état qu'avant d'avoir subi l'atteinte du mal.

Une terminaison si heureuse est évidemment concevable ; pratiquement, on la rencontre souvent, très souvent même. Il n'est pas certain que la maladie la plus bénigne ne laisse pas quelques lésions, si faibles soient-elles, à sa suite. Bien des auteurs considèrent la vieillesse, telle qu'elle se présente d'ordinaire, non comme l'aboutissement physiologique, normal, de l'existence, mais comme le résultat des lésions additionnées, graves ou minimes, qu'ont causé successivement aux êtres les accidents inévitables de la vie et, parmi eux, les plus fréquents, les maladies infectieuses.

Il y a de la vérité dans les deux opinions. Si l'usure physiologique et sa conséquence, la mort, nous apparaissent comme fatales, fatale tout autant est l'usure des organes sous les attaques répétées des agents pathogènes. Nul ne peut se vanter de leur échapper. Certaines maladies de l'enfance (rougeole, coqueluche) n'épargnent sans doute personne. Éviter le plus possible la maladie est donc la meilleure garantie de prolongation de l'existence. Pour nous garder de toute discussion oiseuse, appelons guérison cette heureuse fin que le vulgaire appelle ainsi, la guérison apparente.

Entre la mort au cours de la maladie et la guérison complète, succédant à son atteinte, il est toutes sortes d'autres terminaisons possibles.

L'échéance fatale peut être reculée, survenir en fin de mal, dans la convalescence ou plus tard, du fait d'une lésion, causée à la période aiguë, mais qui ne devient mortelle qu'au bout d'un certain délai, souvent à longue échéance.

Certaines maladies procèdent par étapes. L'entrée en scène de l'agent pathogène s'annonce de façon évidente (fièvre, symptômes nerveux) ou bien simplement visible (lésions de la peau, en particulier éruptions, lésions des muqueuses, tumeurs, abcès), puis cet agent va se localiser dans un organe particulier ou dans certains organes. Nous avons vu que cette façon de faire était celle du microbe de la syphilis, de celui de la tuberculose, du pneumocoque. Suivant que la seconde période est indéfiniment longue ou seulement prolongée, on dit de la terminaison, qu'elle est chronique ou subaiguë.

Il est des maladies chroniques qui, du premier au dernier jour, se présentent sensiblement avec le même aspect. La cicatrice par quoi se terminent certaines lésions est un mode de guérison ; mais il implique la perte de cellules différenciées, spéciales, et leur remplacement par un tissu de simple protection, le tissu conjonctif. Il est des maladies chroniques qui ne guérissent pas.

Il est, aussi, des maladies qui montrent des reprises avant l'heure de la convalescence ; il y en a qui recommencent à des distances de temps plus ou moins longues, c'est-à-dire qui rechutent.

Il est encore des maladies infectieuses dont la physionomie d'invasion trompe sur leur gravité réelle. Un peu de fièvre, quelques symptômes ; puis, après un intervalle de semaines, de mois, même d'années, le mal reparaît, en quelque sorte, sous une forme nouvelle que les progrès de la médecine seuls ont pu nous permettre de rattacher à l'ancienne. C'est ainsi que nous avons appris récemment que la paralysie agitante est une suite, une séquelle à distance, de l'encéphalite épidémique. Un jour viendra où nous saurons rattacher de même à des infections lointaines, banales ou légères, des maladies que nous considérons comme essentielles et dont la nature nous échappe. Une grande part de la pathologie nerveuse s'éclairera sans doute ainsi.

L'action du traitement joue un rôle important dans la terminaison de certaines maladies infectieuses. Les médicaments peuvent amener d'emblée la guérison définitive, arrêter une première manifestation du mal, mais permettre sa reprise, guérir après un ou plusieurs effets incomplets (les sels de quinine dans le paludisme, par exemple) ; ils peuvent n'avoir qu'une action insuffisante, faciliter même la localisation de l'agent pathogène sur un organe, donc remplacer le risque de la gravité de la maladie générale par le danger plus grand de phénomènes locaux, si la localisation porte sur un organe essentiel, ou bien conduire l'infection aiguë vers un état subaigu ou chronique.

Le plus souvent, la guérison se fait progressivement. Il lui faut, pour s'établir, un temps d'autant plus long d'ordinaire que la maladie a duré davantage et, souvent, des complications viennent encore ralentir le retour à la normale.

Il est des cas enfin, dans lesquels la guérison semble se déclancher avec une violence subite, où le patient, atteint d'une température élevée, souffrant d'agitation, de maux de tête, donnant même, depuis une journée, une demi-journée, l'impression d'une aggravation rapide, se trouve en quelques heures sans fièvre, sans aucun autre symptôme qu'une extrême fatigue, et se déclare guéri. Ce mode de terminaison, qui n'empêche pas cependant les rechutes, se nomme crise. L'exemple le plus net des crises est fourni par les fièvres récurrentes. Nous avons déjà parlé de cette famille clinique dont les agents appartiennent à la famille microbienne des spirochètes.

On a fait bien des hypothèses pour expliquer le mécanisme de la crise dans les récurrentes. Nous donnons la nôtre qui a pu paraître osée. L'un des intérêts de ces leçons est d'y proposer des solutions nouvelles ; autant de suggérer que de prouver.

Chez un homme ou un animal atteints de récurrente, on observe la succession des phénomènes suivants : aux premiers jours de l'infection, les symptômes sont modérés et l'examen du sang n'y montre encore qu'un petit nombre de spirochètes. Progressivement, les jours qui suivent, et parallèlement, les symptômes s'aggravent en même temps que le nombre des spirochètes augmente. Il arrive un moment où l'état du malade devient inquiétant ; en ce moment les spirochètes pullulent à tel point dans le sang qu'ils s'y enchevêtrent et y forment des amas, des buissons véritables. L'organisme paraît vaincu. Or, c'est à cet instant précis que survient la crise. Non seulement, comme nous l'avons dit, en très peu d'heures, l'état du malade se modifie du tout au tout ; mais encore, l'examen du sang n'y montre plus la présence d'un seul spirochète.

Il faut se rappeler, pour comprendre notre explication de la crise, ce que nous avons dit de l'évolution du microbe chez le pou. Nés de la fragmentation des spirochètes primitifs que le pou absorbe avec le sang du malade, les spirochètes de nouvelle formation revêtent tout d'abord une forme invisible. C'est au moment où ils passent de cet état d'inframicrobes à celui de microbes, décelables à l'ultramicroscope, puis au microscope, qu'ils montrent la plus grande virulence. Nous avons prouvé, par nos recherches avec Georges Blanc, qu'à mesure que leurs dimensions s'accroissent ensuite, leur virulence s'amoindrit. Elle s'amoindrit jusqu'à devenir nulle ; le pou qui porte ces spirochètes, inoculé après broyage, ne détermine plus l'infection. La raison en est, pensons-nous, qu'en atteignant la forme adulte, le spirochète revient à son état ancestral, celui sous lequel il était un microbe du milieu extérieur (eau, terre, végétal, intestin), dénué de pouvoir pathogène, un simple saprophyte.

Or, chez l'animal ou l'homme, atteints de récurrente, les spirochètes subissent la même évolution. Envahi par les formes jeunes, virulentes, par celles, également actives, qui naissent de la fragmentation des premiers envahisseurs, l'organisme se trouve, au début, sans défense. Les symptômes par lesquels il témoigne de son désarroi, l'état de maladie, montrent que, chez lui, l'infection est de date historique plus récente que chez l'insecte. Le pou subit, en effet, sans paraître en être indisposé, l'envahissement de son sang et le passage du microbe dans ses cellules sexuelles, par lesquelles se fera la transmission héréditaire.

Notre organisme envahi ne peut donc détruire les spirochètes et former, avec leurs antigènes, les anticorps microbiens qui lui permettraient de lutter contre eux. Il demeure inerte ; il ne réagit pas plus qu'un milieu de culture artificiel. Favorisés dans leur développement par cette inertie, les spirochètes, au lieu de se fragmenter dès leurs premiers stades, poussent jusqu'à la forme adulte qui, elle, se multiplie par division transversale (un individu en donnant deux du même caractère). L'organisme n'a donc plus en lui, au bout d'un certain temps, que des individus, sans doute terriblement nombreux, mais peu ou point virulents, faciles à attaquer. La situation se trouve retournée. Avec la substance, c'est-à-dire les antigènes, des premiers ennemis inoffensifs qu'il détruit, l'organisme produit une petite quantité d'anticorps, et comme, sous l'action de ceux-ci, une masse de plus en plus grande d'antigènes se trouve à sa disposition avec les cadavres de plus en plus nombreux des spirochètes, la production des anticorps s'accélère. Elle s'accélère d'autant plus vite que le nombre des envahisseurs est plus grand.

Charles Nicolle

La pullulation extrême du spirochète est donc facteur de la crise.

Il est rare que la récurrente se borne à un accès s'il en était ainsi, elle ne mériterait pas son nom. Plus souvent, quelques spirochètes au stade invisible, résistant, ont échappé à la destruction. ils se réfugient dans certains organes (le cerveau, en particulier) ; puis, la production des anticorps s'étant épuisée rapidement et, d'autre part, l'accoutumance des microbes aux anticorps se produisant, les spirochètes envahissent de nouveau le sang et, de nouveau, s'y multiplient. Ainsi se trouve déterminé le second accès que termine une seconde crise. Les mêmes phénomènes peuvent se reproduire une troisième fois ou davantage. De toute façon, une dernière crise met fin à la récurrence.

Il est à croire que, dans les autres maladies qui se terminent par une crise, telle la pneumonie franche, aiguë, les choses se passent de même sans qu'il nous soit possible de nous en rendre compte puisque le théâtre de la lutte n'est plus le sang, facile à prélever, donc à observer, mais un tissu profond où les phénomènes intimes échappent à l'examen.

Il se peut tout aussi bien qu'un mécanisme analogue intervienne secrètement dans la guérison de toutes les maladies infectieuses, au moins pour activer la destruction déclanchée de l'agent agresseur. Les récurrentes sont les seules où des modifications du microbe et la commodité de l'observation nous renseignent sur le mécanisme intime de certaines guérisons.

L'immunité consécutive à l'infection

Si la guérison peut ne pas être complète et la maladie laisser à sa suite une séquelle, dans d'autres cas, au contraire, un état nouveau, un état de résistance plus grand fait suite à l'attaque de l'agent pathogène. Le malade guéri devient moins sensible au germe qui l'a infecté une première fois.

Cet état de résistance, d'immunité comme on dit, peut être de courte durée. Il peut, dans d'autres cas au contraire, se prolonger longtemps, Il est si solide, si durable parfois, que l'on considère la maladie comme ayant créé un état réfractaire, pratiquement définitif contre elle-même. Exceptionnelles, en effet, sont les récidives de la fièvre typhoïde, du typhus exanthématique, de la variole, de la rougeole, de la scarlatine. Il est d'autres maladies à la suite desquelles le sujet ne parait bénéficier que d'une résistance de courte durée, telle la diphtérie. Cette résistance peut être si courte, si faible, que tout se passe pratiquement comme si elle n'existait pas ; tel est le cas de la grippe. Il est des maladies naturelles qui ne laissent aucune immunité à leur suite.

Parfois enfin, l'immunité parait liée, non à l'établissement d'un état de résistance consécutif à la guérison, mais à la persistance, chez le sujet guéri, de quelques individus microbiens, particulièrement difficiles à détruire. La présence de ces individus entretient la résistance. Le jour où ils ont disparu, l'organisme perd son immunité ; il cesse d'être vacciné. Tel serait le cas de la tuberculose, celui de la syphilis. Edmond Sergent qui a conçu, le premier, l'importance générale de ce phénomène dans son étude des piroplasmoses, lui a donné le nom heureux de prémunition. Le procédé de vaccination préventive de la tuberculose par le vaccin de Calmette est une méthode de prémunition.

Est-il utile d'ajouter que nos méthodes de vaccination imitent les méthodes naturelles ? Tantôt, et le plus souvent, l'immunité qu'elles déterminent est plus faible, moins durable que le serait celle qui suivrait l'atteinte naturelle de l'infection ; tel est le cas des vaccinations, si précieuses pourtant, contre la fièvre typhoïde, la peste, le choléra, même la variole ; c'est pourquoi il importe de se faire vacciner vis-à-vis de ces maladies chaque fois que les circonstances nous en menacent et, hors de ces menaces, de temps en temps. Tantôt, nous pouvons réaliser, par nos méthodes, des vaccinations que les conditions naturelles ne font tout au plus qu'ébaucher, dans le cas de la diphtérie, du tétanos par exemple.

Une forme, récemment reconnue, de la maladie infectieuse, l'infection inapparente

Ce qui caractérise une maladie, ce qui la fait reconnaître, ce sont les signes cliniques qu'elle présente.

On avait bien observé, depuis longtemps, des formes atténuées,

Charles Nicolle

bénignes des maladies infectieuses, même dans les maladies les plus graves. On ne pouvait supposer cependant qu'il existât des formes de maladies et des maladies dépourvues de tout symptôme et dans lesquelles la seule preuve de l'infection serait le pouvoir virulent du sang ou d'un organe pour un autre sujet ou une autre espèce animale, cliniquement sensibles.

L'existence de telles formes de ces maladies m'a été révélée par mon étude du typhus exanthématique. Je leur ai donné, avec Charles Lebailly, le nom d'infections inapparentes.

Dans une de mes leçons de l'an dernier, j'ai traité si complètement de ces formes de maladies qu'il ne me serait guère possible d'en dire plus. Je les avais surtout envisagées comme exemple d'un fait de découverte. Ayant vécu moi-même ce fait, depuis sa révélation jusqu'au jour où son développement en a imposé la connaissance à tous, j'ai pu montrer les étapes et l'enchaînement de cette acquisition nouvelle. Je me répéterais fâcheusement si je revenais sur ce côté de la question. Il est, au contraire, indispensable à la clarté de ce que j'aurai à dire plus tard que je rappelle brièvement l'état actuel de notre connaissance des infections inapparentes.

Je définis l'infection inapparente : « une maladie, d'ordinaire aiguë, qui a son incubation, son évolution caractérisées par le pouvoir infectant du sang ou de tout autre organe, sa guérison, et qui laisse, à sa suite, une immunité plus ou moins durable. » Je l'oppose à la forme latente qui est un état subaigu ou chronique dans lequel le porteur conserve, sans en souffrir, le germe d'une maladie dont il a pu souffrir antérieurement et qui est susceptible de reprendre de la virulence pour le porteur lui-même ou de se transmettre de lui à d'autres individus de la même espèce ou d'autres espèces.

Je répète que cette définition est purement clinique. Elle n'a rien à voir avec le fait que l'agent pathogène peut lui-même être invisible, c'est-à-dire, au sens non spécialisé, inapparent. La maladie inapparente est celle qui ne se traduit par aucun symptôme apparent pour le médecin,

Je dois redire encore qu'il peut se rencontrer, pour une même maladie infectieuse, une forme inapparente de première atteinte et une forme inapparente de récidive.

Depuis que j'ai découvert expérimentalement l'existence de ces deux formes dans le typhus exanthématique de l'Ancien Monde, chez certains cobayes, inoculés pour la première fois du virus ou réinoculés à distance après guérison, et, comme type normal de l'infection, chez le rat et chez la souris, le nombre des infections sans symptômes n'a pas cessé de s'accroître. J'avais annoncé l'existence des deux formes inapparentes du typhus chez l'homme ; elle a été constatée par S. Ramsine, puis par Barykine et ses collaborateurs. Elle est admise aujourd'hui par tous,

Le typhus bénin ou mieux murin (puisqu'il est d'origine murine) présente, tout aussi souvent que le typhus historique, des formes inapparentes chez les animaux d'expérience : cobayes, singes, même souris et rats ; leur existence, dans notre espèce, n'est pas douteuse. Une autre fièvre exanthématique, la fièvre boutonneuse humaine, se montre constamment inapparente chez le spermophile et chez l'animal réservoir ordinaire du virus pour l'homme, le chien.

Les fièvres récurrentes présentent souvent la forme inapparente chez nos animaux de laboratoire ; certaines revêtent exclusivement cette forme dans l'espèce naturellement atteinte. L'homme peut se montrer sensible à l'inoculation d'un spirochète pathogène pour une autre espèce, sans témoigner de son infection par aucun symptôme et même, parfois, sans qu'aucun examen du sang y montre la présence de ce spirochète. (Cas de *Sp. normandi* des rongeurs sauvages de Tunisie.)

L'ictère infectieux (spirochétose ictéro-hémorrhagique), presque toujours mortel pour le cobaye, peut frapper cependant cet animal sous forme inapparente. Il est toujours inapparent chez le rat et chez la souris.

La syphilis que cause un agent pathogène voisin des spirochètes, le tréponème, montre, chez la souris, inoculée par voie sous-cutanée, une forme inapparente.

Georges Blanc et J. Caminopetros ont prouvé l'existence de formes inapparentes de la dengue chez l'homme, le singe et le cobaye. Le moustique, vecteur du virus de la maladie, peut s'infecter sur un homme, sain en apparence, et transmettre ce virus à un sujet qui présentera une dengue apparente.

Mêmes faits, mêmes conséquences dans la fièvre jaune.

Charles Nicolle

La poliomyélite (paralysie infantile) qui se révèle au médecin sous forme d'une courte maladie fébrile, suivie d'atrophies musculaires durables, frappe fréquemment les personnes de l'entourage des malades sans leur occasionner le moindre symptôme. Il n'est pas douteux qu'il en soit de même dans la scarlatine, peut-être dans le rhumatisme articulaire aigu, et que les formes à symptômes qui nous font reconnaître ces maladies soient l'exception, les formes inapparentes la règle. Il y a lieu de penser que la coqueluche présente des formes inapparentes, au moins de récidive.

La fièvre herpétique, l'encéphalite épidémique, la rougeole, montrent, elles aussi, des formes sans symptômes.

Toutes ces maladies sont causées par des virus invisibles, quelques-unes par des spirochètes, bactéries qui présentent une forme invisible à laquelle le pouvoir virulent paraît lié. On connaît moins bien les formes inapparentes des maladies qui relèvent de l'action de bactéries communes. Cependant, il n'est pas douteux que la fièvre ondulante présente des formes sans symptômes chez l'homme et qu'elle soit d'ordinaire inapparente chez la chèvre. L'avortement épizootique, dû à un microbe tout à fait voisin de celui de la fièvre ondulante, se comporte souvent de même chez l'homme.

Nous n'avons parlé, jusqu'à présent, que de maladies humaines, du moins de maladies dont l'homme est le principal acteur dans les conditions naturelles.

On connaît déjà un certain nombre d'infections inapparentes naturelles chez les animaux domestiques. D'autres ou les mêmes peuvent se présenter, chez eux pu sur d'autres espèces inoculées expérimentalement, sous forme inapparente aussi. L'anémie pernicieuse des équidés infecte le porc et la poule sans leur donner de symptômes ; la peste bovine est toujours inapparente chez le lapin, elle l'est souvent chez le veau ; la peste aviaire qui frappe l'oie adulte ne se traduit, chez elle, par aucun symptôme. La dourine, maladie bien éloignée de celles dont nous venons de parler puisque son agent pathogène est un trypanosome, donc un être du règne animal, la dourine se traduit par une infection inapparente chez le baudet et, cependant, se transmet de lui à la jument.

Nous avons relaté, à propos des fièvres récurrentes, des cas inapparents, naturels ou expérimentaux, de ces maladies chez des animaux sauvages (rongeurs).

Il est enfin des cas, particulièrement instructifs, où la maladie qui se présente sous forme à symptômes chez un animal domestique peut être transmise à l'homme, au moins expérimentalement, sous forme inapparente. Nous en avons donné récemment deux exemples sur la portée desquels nous reviendrons : la maladie du jeune âge des chiens, la peste porcine. Plus les recherches s'étendent, plus s'étend, en même temps, le nombre des infections inapparentes. Il n'est plus possible aujourd'hui de conduire une recherche expérimentale sans chercher si l'animal qui ne réagit pas à une inoculation, primitive ou de contrôle, ne présente pas, cependant, la maladie sous forme inapparente. Sans la connaissance de ces formes, on ne connaîtrait pas le réservoir de virus de certaines infections, puisque les animaux qui conservent ces virus et les transmettent n'en souffrent pas eux-mêmes. Par négligence de la leçon de cette connaissance, bien des réservoirs de virus ne sont pas encore connus, Ainsi que nous l'avons annoncé dès le début de nos constatations, les formes inapparentes des maladies infectieuses constituent un livre nouveau de la médecine, celui de la *Souspathologie*. Ce livre prend une place, chaque jour plus importante, à côté de celui de la *patlhologie à symptômes*.

Nous verrons plus loin le rôle important, insoupçonné jusqu'à nous, que jouent les infections inapparentes dans la conversation des maladies infectieuses naturelles et dans la genèse des épidémies. Nous verrons enfin le rôle qu'ont pu jouer ces formes à l'origine des maladies infectieuses et, surtout, celui qu'il est légitime de supposer qu'elles jouent dans les étapes de leur disparition.

Caractères de l'infection chez les invertébrés transmetteurs de virus, pathogènes pour les espèces supérieures

Il n'est pas dans le but de ces leçons d'étudier les maladies infectieuses des invertébrés. Ils souffrent, comme nous, de l'envahissement par des infiniment petits. Ils ont leurs maladies individuelles, épidémiques, comme nous avons les nôtres. Il n'est pas douteux

Charles Nicolle

que ces maladies n'évoluent, elles aussi, avec les siècles, qu'elles ne puissent disparaître, qu'il n'en puisse, d'autre part, naître de nouvelles. Parmi les agents des maladies des invertébrés, il se trouve des bactéries, des champignons, des protozoaires, des inframicrobes.

Le mode de réaction des invertébrés vis-à-vis des germes envahisseurs diffère en partie du nôtre. Il semble que leur arme la plus précieuse soit leur revêtement extérieur. Sans avoir la solidité de ce bouclier, notre peau, lorsqu'elle est intacte, nous sauve de bien des contaminations que laissent passer nos muqueuses. Une fois la barrière de leur squelette extérieur franchie, les invertébrés semblent se défendre infiniment moins bien que nous. Ils ont des cellules mobiles, analogues à nos globules blancs, et douées, comme eux, de la propriété phagocytaire. Cette propriété semble à peu près réduite à des soins de voirie. D'autre part, il n'est point prouvé que les invertébrés produisent des anticorps. Insister davantage dans une question où la compétence personnelle me fait défaut n'aurait aucune utilité dans ces leçons.

Il est, au contraire, instructif pour nous de connaître comment les invertébrés se comportent vis-à-vis des agents pathogènes qu'ils nous inoculent. La question se ramène à savoir s'ils en sont malades, s'ils en souffrent.

Il faut laisser de côté le cas où les germes ne se multiplient pas chez l'invertébré transmetteur. Tel est celui de la mouche qui peut transporter sur ses pattes souillées les microbes ou virus de la dysenterie, des fièvres typhoïde et paratyphoïde, des suppurations, du trachome, et les déposer sur nos muqueuses, sur notre peau excoriée ou sur des plaies. Tel est celui de certains invertébrés piqueurs, susceptibles d'inoculer, à la façon d'une lancette, des germes ramassés par hasard. Ce rôle est fréquent ; il est même, dans certaines conditions, important. L'organisme de l'invertébré lui demeure étranger. Il y a là seulement un jeu des circonstances.

Tout autres sont les cas dans lesquels le germe pathogène se multiplie dans l'organisme de l'agent transmetteur.

Il peut s'y multiplier sans lui causer une infection véritable. Le bacille de la peste ne fait pas que survivre chez la puce ; du fait de la présence du liquide sanguin, sans cesse renouvelé, dans le tube digestif de l'insecte, le nombre de bacilles pesteux ingérés augmente, au moins pendant quelque temps. Il n'y a point encore là infection, mais simple culture. La puce ne souffre pas de la présence, même de la multiplication du microbe dans sa cavité digestive.

Lorsqu'il y a envahissement des tissus par l'agent pathogène, on peut, au contraire, parler de maladie. Il y a maladie chez le moustique qui transmet l'hématozoaire du paludisme, puisque les formes sexuées du sang du malade s'unissent dans la paroi stomacale de l'insecte pour y constituer des kystes et que les jeunes formes, nées de ces kystes, envahissent l'appareil piqueur. Cependant, il ne semble pas que le moustique souffre de ce parasitisme, puis de cette invasion. Si le mot n'était pas hors de convenance avec son acception ordinaire, on pourrait parler d'infection inapparente.

On pourrait en parler mieux dans le cas des poux, infectés par le spirochète de la fièvre récurrente mondiale. On se rappelle que ce germe, ingéré avec le sang du malade, traverse les cellules digestives pour envahir la cavité générale de l'insecte, donc son sang, qu'il subit, dans ce trajet, une transformation en granules invisibles et que, de ces granules, dans cette même cavité et dans ce sang, naissent des spirochètes. Ces spirochètes, d'abord virulents pour l'homme, perdent peu à peu leur pouvoir pathogène humain à mesure qu'ils croissent et se rapprochent de la forme ancestrale saprophytique du spirochète. Sous aucune de ces formes, ils ne sont pathogènes pour le pou. Certaines de ces formes pourtant quittent le sang de l'insecte pour envahir les cellules sexuelles, les ovules, s'y développer et assurer ainsi l'infection héréditaire des jeunes.

Vis-à-vis dés spirochètes récurrents qu'elles transmettent, les tiques se comportent avec la même indifférence ; cependant, chez elles, l'infection peut se maintenir au cours de deux générations ou plus. La vie normale du pou est courte, si bien qu'on pourrait douter de la parfaite innocuité de son infection spirochétienne ; la vie des tiques se prolonge pendant plusieurs années. Au cours de ces années, l'infection par les spirochètes persiste ; elle se transmet héréditairement aux individus de chaque ponte nouvelle. Il y a maladie durable, infection chronique, et rien ne laisse supposer que la tique en souffre le moins du monde.

Charles Nicolle

L'étude des virus exanthématiques dans leurs rapports avec les hôtes invertébrés qui les transmettent, nous instruira davantage. Le virus du typhus murin est transmis d'ordinaire dans la nature par la puce. On a pu faire transmettre expérimentalement par elle le virus du typhus historique dans la propagation naturelle duquel la puce joue un rôle improbable. Nous ignorons comment le germe visible de ce typhus, la rickettsia, se comporte chez la puce ; il est peu admissible qu'il y cultive seulement, car il s'y conserve extrêmement longtemps. Dans tous les cas, la puce ne paraît nullement être incommodée par sa présence. Infectée et le demeurant, elle vit toute la durée de l'existence normale de l'espèce.

Le pou, au contraire, souffre de l'infection qu'il transmet. Les rickettsia, introduites dans son tube digestif, envahissent les cellules de l'intestin, s'y multiplient à l'extrême et déterminent finalement, de ce fait, l'éclatement de ces cellules. Cette dysenterie typhique du pou est une maladie grave. Elle amène la mort en quelques jours (3 à 6) des poux infectés avec le virus murin ; dans ce cas, la totalité des poux meurt. Avec le virus historique, la maladie de l'insecte est plus longue, la mortalité ne commence qu'au sixième jour et n'est peut-être pas fatale. Nous verrons, plus tard, les conclusions que l'on peut tirer, de ce comportement des virus typhiques chez le pou et chez la puce pour tenter de rétablir l'histoire antérieure de ces maladies. Il nous suffit présentement de mentionner ces faits. Avec ceux que nous avons exposés plus haut, ils nous montrent que les invertébrés transmetteurs de virus, pathogènes pour les animaux supérieurs et pour l'homme, se comportent de façon très différente, suivant les cas, vis-à-vis de ces virus. Tantôt, ils y sont indifférents tantôt, ils en subissent l'atteinte sans en souffrir tantôt enfin, ils en souffrent et ils en meurent.

Chapitre III : La maladie épidémique

Endémicité et épidémicité

On peut dire que toutes les maladies infectieuses offrent, au moins, un certain degré de contagiosité, puisque toutes peuvent se transmettre expérimentalement ou par suite d'une contamination accidentelle. Cependant, il est nombre d'infections, même communes, qui ne se présentent à l'observation que sous forme de cas isolés, sans enchaînement à d'autres cas. La transmission par contagion ne saurait, dans ces maladies, être réalisée d'un individu sain à un individu malade. Les conditions que cette transmission exige ne le permettent pas. Il faut que chaque malade prenne son infection à la source commune.

Certaines de ces maladies sont liées à un facteur local, au sol par exemple, et n'ont, de ce fait, aucune tendance au déplacement. Il est des aires géographiques pour ces maladies. La famille des fièvres récurrentes nous fournit, à ce sujet, d'exemples nombreux. Toutefois, le déplacement du facteur, en apparence le moins mobilisable, n'est jamais impossible. Une espèce d'ornithodores qui parasite les rongeurs d'une région et paraît localisée aux terriers de cette région peut étendre son aire géographique. La même tique peut être transportée brusquement par un animal vagabond de son habitat ordinaire à un habitat éloigné et transporter avec elle le virus pathogène qu'elle héberge. En ce qui concerne les fièvres récurrentes, tous les ornithodores qui parasitent des mammifères peuvent transmettre indifféremment n'importe lequel des agents de ces fièvres. Le déplacement d'un malade suffit donc à déplacer la maladie, sans que l'ornithodore ordinaire qui le transmet se déplace. Cependant, de telles maladies offrent un caractère de stabilité très grand. C'est pourquoi l'on peut en faire le type des maladies endémiques.

Il est, pour les maladies épidémiques, des cas isolés auxquels convient également le terme endémique, lorsque, les conditions ordinaires de diffusion venant à manquer, il ne se produit pas de passages du malade à l'homme sain. Une maladie, aussi diffusible que la fièvre jaune, trouve ainsi une barrière à son extension dans

Charles Nicolle

l'impossibilité où se rencontre son virus d'évoluer chez le moustique au-dessous d'un certain degré de température. Mais cette barrière géographique actuelle ne pourra-t-elle pas être, plus tard, reculée, même abolie ?

Tout donc, dans la diffusion des maladies, comme dans tout phénomène biologique naturel, est affaire de circonstances. Par conséquent, sachons, en conservant ces termes commodes : endémicité, épidémicité, qu'il n'existe pas, entre les catégories qu'elles étiquettent, de barrière qu'un agent pathogène ne puisse franchir ou derrière laquelle il ne puisse s'enfermer.

Naissance, vie et mort de la maladie épidémique

Lorsque les propriétés virulentes de certains microbes pathogènes sont portées à un point extrême ou que la contamination se trouve favorisée par de grandes facilités de contact, mieux encore si ces deux conditions se rencontrent à la fois, les maladies peuvent frapper, dans un temps court, un grand nombre d'individus appartenant à la même espèce. Il y a alors épidémie.

Il est exceptionnel qu'une maladie épidémique frappe plus d'une espèce. La constance de tous les facteurs favorables est, en effet, nécessaire pour créer l'enchaînement fragile de circonstances sans lequel la nature rate son oeuvre. Variole, rougeole, scarlatine, fièvres récurrentes, fièvre typhoïde, fièvre jaune, choléra, méningite cérébrospinale, poliomyélite, grippe, paludisme sont des maladies propres à l'homme, comme la fièvre aphteuse l'est aux bovidés, la clavelée au mouton, les pestes porcines au porc, les pestes aviaires aux oiseaux. Par exception, les épidémies de peste bubonique sont communes à l'homme et à certains rongeurs, en particulier les rats.

Toutefois, de cette constatation, il ne s'ensuit pas fatalement qu'une espèce animale ne joue ou ne puisse jouer un rôle dans la conservation et la propagation d'une maladie épidémique chez une autre espèce. Il suffirait, pour cela, que voisine, par les conditions de son existence, de l'espèce que l'épidémie frappe, elle fût sensible à cette maladie sous forme inapparente.

Dans les conditions d'observation actuelle des épidémies, l'espèce sensible paraît être aussi celle qui conserve le virus. C'est donc par passages incessants d'un sujet atteint à un sujet neuf que la maladie s'entretient. Lorsque les contacts se multiplient, lorsque des souffrances collectives (guerres, disettes, misère) font disparaître les résistances naturelles ou acquises, lorsqu'un certain nombre d'années, écoulées depuis la dernière épidémie, ont amené la perte de l'immunité consécutive à la première atteinte, la contagion, au lieu de ne trouver devant elle que de rares individus sensibles, en rencontre subitement un grand nombre. Elle peut alors frapper la plupart des membres d'une agglomération humaine ou animale, dévaster une région.

Toutes les maladies ne peuvent pas profiter de ces facilités. Les plus contagieuses trouvent une barrière dans les conditions mêmes qui sont nécessaires à leur propagation. Point d'épidémies possibles de typhus ou de récurrente là où manque le pou ; pas de paludisme, de fièvre jaune, de dengue sans la présence des espèces particulières de moustiques qui en assurent la transmission ; pas d'épidémies de typhoïde, de dysenterie, de choléra sur les populations qui bénéficient d'une bonne hygiène alimentaire, d'eaux pures.

La plupart des maladies épidémiques rencontrent, d'autre part, le principal obstacle à leur expansion dans la résistance conférée aux animaux sensibles par une première atteinte. Cette résistance peut être forte comme dans le cas de la rougeole, de la variole, des typhus, de la fièvre typhoïde ; elle peut ne pas dépasser quelques années, même quelques mois comme dans la grippe, la fièvre aphteuse dont les épidémies reparaissent aux lieux déjà frappés quand les circonstances s'y prêtent et que les immunités sont perdues.

Nos méthodes de vaccination préventive s'opposent de plus en plus activement à la formation des épidémies. Il ne faut pas oublier que la nature n'agit pas d'après un programme préconçu et que ses plus belles réussites (les grandes épidémies pourraient passer pour son chef-d'oeuvre) ne sont qu'effet de hasards qui se reproduisent.

De même, une fois déclarée, l'épidémie évolue suivant les facilités qu'elle doit à l'occasion. Plus ces facilités sont grandes, plus violente est l'épidémie et, pour une agglomération donnée, plus courte. Quand la contagion ne rencontre plus devant elle que des sujets, rendus résistants par l'atteinte récente du mal ou par une atteinte ancienne, et seulement de rares individus sensibles, elle ne trouve pas aisément l'occasion de frapper ces rescapés dispersés ; elle les épargne faute de logique, disparaît sur place ou bien envahit les agglomérations voisines. Et, pendant un certain temps, la population touchée se trouve à l'abri d'une nouvelle atteinte.

Les mêmes causes qui ont fait le début de l'épidémie créent les conditions favorables à son retour. Souvent aussi, dans les intervalles des poussées épidémiques, la maladie se conserve dans le foyer même, pour peu qu'il ait quelque étendue, sur les sujets épargnés et grâce aux importations de sujets neufs et aux naissances qui augmentent le nombre des êtres sensibles.

Certaines maladies épidémiques frappent plus gravement les enfants ; certaines paraissent être spéciales à l'enfance. La raison en est, d'ordinaire, que l'enfant, n'ayant pas été atteint encore par elle, leur est sensible, plus sensible, tandis que l'adulte qui les a subies dans le jeune âge y est devenu, de ce fait, ou plus résistant ou réfractaire.

Vis-à-vis d'un nombre tout aussi grand de maladies, graves chez les adultes, l'enfant offre, au contraire, une grande résistance. Celle-ci peut s'expliquer, dans certains cas, par une vaccination due à une atteinte antérieure de la mère. Cette immunité héréditaire n'a, sans doute, qu'une très faible durée. On conçoit que les organes neufs de l'enfant le protègent mieux des agents pathogènes et de leurs poisons que les organes fatigués de l'adulte, usés du vieillard.

Quoi qu'il en soit, par sa qualité de sujet neuf, alliée à sa meilleure résistance qui peut faire passer inaperçue une atteinte bénigne, l'enfant joue un rôle, d'autant plus important qu'il est souvent insoupçonné, dans la conservation des virus et dans le développement des épidémies.

Ce rôle, celui que jouent les sujets adultes sensibles, si valables qu'ils soient tous deux, ne sauraient expliquer à eux seuls la conservation des maladies infectieuses et la genèse de leurs poussées épidémiques. La part des infections inapparentes nous parait plus grande et, souvent, prééminente.

Laissons de côté le cas où un animal d'espèce éloignée se trouve être sensible sous forme inapparente à la maladie qui sévit sous forme évidente et épidémique dans une autre espèce. Le cas existe, nous le savons aujourd'hui. C'est celui de l'homme vis-à-vis du virus de la maladie du jeune âge des chiens et de celui de la peste porcine, maladies graves, épidémiques pour les espèces chez lesquelles elles sont familières au vétérinaire et qui ne déterminent, sur la nôtre, qu'une infection inapparente, inconnue jusqu'à nous. L'exemple est plein d'enseignement ; mais, comme cet enseignement va plus loin que l'intérêt du chapitre actuel, nous ne nous y attarderons que plus tard.

Ne nous occupons que des cas, aujourd'hui bien clairs, où, dans une même et seule espèce, naturellement frappée, il se rencontre des formes inapparentes à côté des formes à symptômes. Comment peut-on concevoir, dans ces cas, le rôle des infections inapparentes ?

Une première atteinte de la maladie épidémique laisse au sujet qui en a souffert un certain degré de résistance. Dans le cas des typhus, dans ceux de la fièvre typhoïde, de la variole, de la rougeole, etc., cette vaccination, consécutive à la première atteinte, est, suivant l'opinion commune, très solide, presque toujours définitive. Et, de fait, ce n'est que par exception qu'on observe des récidives chez les sujets guéris.

Si ces faits sont indiscutables, il est bien difficile d'admettre cependant que, dans leurs formes bénignes, ces maladies puissent conférer une immunité si durable.

Nous avons constaté, dans les expériences dont le détail est resté encore inédit, que, si l'on inocule le virus de la rougeole à un sujet qui a présenté antérieurement une atteinte de cette infection, il montre parfois, au bout du délai d'incubation normal (14 jours), une fièvre sans catarrhe oculonasal net et sans éruption. Une manifestation si réduite ne serait pas reconnue comme rougeole si elle se présentait au médecin non prévenu. Elle offrirait pourtant, elle offre le même danger pour la contagion que la rougeole la mieux caractérisée du point de vue clinique. Or, ce que nous avons réalisé expérimentalement, se passe, sans nul doute, dans la nature.

Nous n'avons pu, jusqu'à présent, provoquer la rougeole sous forme purement inapparente. Au contraire, nous l'avons dit, on connaît aujourd'hui les formes inapparentes des typhus, de la dengue, de la poliomyélite, pour nous en tenir à quelques unes des maladies humaines les mieux étudiées à ce point de vue et des plus

Charles Nicolle

contagieuses. Examinons-les tour à tour :

D'abord, le typhus. Observant un petit foyer de la maladie en Serbie, S. Ramsine eut l'idée de chercher la réaction de Weil-Félix dans le sang de sujets qui n'étaient pas malades. Cette réaction, sans être formellement spécifique, donne de telles probabilités que c'est à elle qu'on demande journellement la confirmation du diagnostic. Elle est, à cette maladie, ce que la réaction de Wassermann, aujourd'hui universellement employée, est à la syphilis. Ramsine trouva, parmi les sujets sains, un certain nombre d'individus qui présentaient une réaction positive. Le sang de l'un d'eux, inoculé au cobaye, donna à celui-ci un typhus expérimental net. De mêmes faits ont été reconnus depuis dans des conditions analogues par Barykine, Minervine et Kompanez en Russie. Ces auteurs ont observé chez l'homme, à la fois, des cas de typhus inapparent de récidive et de première invasion. L'existence que nous avions annoncée des deux formes inapparentes du typhus humain est donc aujourd'hui prouvée.

Les observations de G. Blanc et de Caminopetros sur l'existence de la dengue naturelle de l'homme sont aussi claires. Ces auteurs ont infecté des moustiques sur des malades, atteints de cette forme sans symptômes et ils ont ainsi transmis, par leur intermédiaire, à un sujet neuf une dengue cliniquement typique.

Notre Maître A. Netter, étudiant les foyers de poliomyélite d'une récente épidémie de l'est de la France a constaté que les personnes saines de l'entourage des petits malades présentaient un sérum sanguin, doué de propriétés préventives nettes vis-à-vis de l'inoculation du virus à des animaux sensibles. Un tel fait ne peut s'expliquer que par la contamination de ces sujets sous forme de maladie inapparente.

Ces quelques exemples, dans un chapitre de pathologie à peine ébauché, permettent de se rendre compte du rôle que jouent les infections inapparentes pour la conservation dans la nature des virus des maladies infectieuses ; ils montrent l'importance de ce rôle dans la genèse des épidémies.

Suivant sa nature et suivant la gravité qu'elle présente à sa première atteinte, la maladie infectieuse confère au sujet qu'elle a frappé une immunité plus ou moins solide, plus ou moins durable. Avec le temps, cette résistance, si solide qu'elle soit, tend à s'affaiblir. Pour les maladies, contractées une première fois dans l'enfance, l'immunité qu'on observe chez l'adulte est, dans bien des cas, diminuée. Une épidémie, survenant dans une agglomération humaine, rencontre donc devant elle des individus extrêmement différents au point de vue de leur sensibilité : des sujets neufs et des sujets anciennement atteints dont l'immunité se trouve perdue ; des sujets qui ont conservé intacte la résistance conférée par la première atteinte ; et, entre ces deux classes d'individus, l'une sensible, l'autre réfractaire, toute l'échelle des résistances fortes, moyennes, faibles, qu'ont laissées à leur suite les premières atteintes. La maladie infectieuse de récidive revêtira donc des formes cliniques différentes suivant le degré de résistance des sujets qu'elle assaillira : grave ou moyenne avec symptômes évidents ; bénigne avec symptômes légers ; fruste à symptômes douteux, donc difficile à reconnaître ; enfin indiagnostiquable pour le médecin, inapparente. Au point de vue de la contagion, toutes ces formes se valent. L'inapparente est la plus dangereuse, parce qu'on ne s'en méfie pas, qu'on ne prend pas, vis-à-vis d'elle, les précautions de défense que les formes à symptômes imposent.

En dehors des poussées épidémiques, c'est surtout par des cas inapparents que la maladie se conserve. On ne concevrait pas la réapparition saisonnière des maladies épidémiques dans les mêmes foyers s'il fallait que, pour se perpétuer, leurs agents pathogènes trouvassent toujours devant eux des sujets épargnés au cours de l'épidémie précédente, des enfants nés depuis sa disparition ou des immigres sensibles. Ce sont surtout les cas inapparents qui font la chaîne d'une saison à l'autre et permettent la conservation du virus et la reprise des épidémies.

L'hygiéniste doit leur accorder le rôle capital qu'ils jouent, avoir toujours dans l'esprit leur existence et prendre, lorsque cela est possible, les mesures prophylactiques qui permettent de s'en défendre. Dans le cas particulier du typhus, il doit, suivant l'heureuse expression de Ramsine, soumettre ces *dissimulateurs inconscients* aux mêmes mesures que les malades reconnus et, comme il est impossible de les dépister, sauf par des méthodes de laboratoire trop longues, pratiquer l'épouillage sur toutes les personnes de l'entourage des malades, sur tous les indigènes du douar ou du village.

Charles Nicolle

Qu'on ne croie pas qu'une maladie, non décelable par nos moyens cliniques, échappe fatalement à notre investigation. Nous savons reconnaître le typhus et quelques autres maladies inapparentes. De nouveaux progrès de nos méthodes de laboratoire nous permettront de les déceler toutes, un jour.

Maladies endémiques génératrices d'épidémies

Il ne s'agit pas ici d'une redite. Nous savons déjà qu'une maladie peut se traduire par des cas isolés, endémiques, desquels, les circonstances aidant, peut sortir une épidémie. Dans les cas que nous avons envisagés, le mode de contagion, son agent, sont les mêmes dans les deux formes d'expansion de la maladie. Ce sont les circonstances variables qui font du contage le point de départ ou non d'une épidémie.

Il est des maladies infectieuses dont l'agent de diffusion épidémique n'est pas le même que celui qui conserve le virus et détermine les cas isolés. Nous pouvons en citer quelques exemples.

Le plus éloquent, de connaissance récente, est celui du typhus endémique ou bénin, mieux désigné sous le nom de typhus murin, puisqu'il vient à l'homme par le rat et ses parasites. L'existence de ce typhus a d'abord été démontrée dans le Nouveau Monde ; on sait aujourd'hui qu'il existe au moins dans quelques ports de l'Ancien. Au point de vue clinique, le typhus murin se distingue du typhus historique par un certain nombre de symptômes ou plutôt par la manière dissemblable dont les mêmes symptômes se présentent. La plus grande différence est, en somme, la bénignité. Dans bien des cas, il faut avouer que le diagnostic clinique est difficile. Ce qui sépare les deux typhus l'un de l'autre, ce sont des propriétés différentes des virus et surtout leurs modes naturels de transmission.

Alors que le virus du typhus historique ne communique au rat (expérimentalement) qu'une infection inapparente et qui reste telle ou, plutôt disparaît par les passages dans l'espèce, le virus du typhus bénin lui donne une infection fébrile souvent sévère et, expérimentalement au moins, parfois mortelle. En conséquence de cette activité pathogène différente, le rat est trouvé porteur de virus dans les foyers du typhus bénin, alors que, jusqu'à présent, quoique le fait ne soit pas inadmissible, il n'a jamais été trouvé infecté dans les foyers épidémiques de l'Ancien Monde. Le rat ou plutôt les muridés jouent donc le rôle capital, sans doute unique, dans la conservation du typhus bénin, alors que lui et les autres rongeurs voisins ne peuvent jouer qu'un rôle accidentel, exceptionnel et d'ailleurs non prouvé, clans la conservation du typhus historique. La démonstration de l'indépendance de ce typhus et des muridés nous est confirmée indirectement, mais clairement, par les résultats de l'épouillage dans la lutte contre le typhus de l'Ancien Monde. Ses épidémies, secondaires aux calamités de la grande guerre, ont reculé, puis cessé du seul fait de l'application des mesures systématiques contre les poux. On ne voit plus subsister que de petits foyers endémiques desquels partent des épidémies, limitées aux régions misérables où ne règne point la propreté.

On peut donc considérer, ainsi que nous l'avons fait jusqu'ici, le typhus historique comme n'ayant pratiquement qu'un réservoir de virus, l'homme, et un agent de transmission, le pou. Au contraire, le typhus bénin est une maladie qui frappe rat et homme et qui reconnaît pour agents de transmission deux parasites, puce et pou. C'est, dans sa forme commune, endémique, une maladie du rat qui passe de rat à rat, à la fois par les puces (par beaucoup d'espèces de ces puces) et aussi, par le pou du rat (*Polyplax spinulosum*), et une maladie de l'homme qui est transmise du rat à l'homme par les puces du rat (non par le *Polyplax* qui ne pique pas l'homme), et d'homme à homme, à la fois, par les puces de l'homme et par son pou.

Ainsi, dans le typhus murin, la maladie épidémique se greffe, chez l'homme, sur l'endémique. Tant qu'il n'entre en jeu que les puces, il peut y avoir épizootie chez les rats (ainsi qu'on l'a constaté sur certains de nos navires de guerre où presque tous les rats du bord peuvent être pris) ; l'homme n'est atteint par les puces du rat qu'occasionnellement et ce n'est que très exceptionnellement que la maladie peut passer par le même insecte d'homme à homme ; tandis que, lorsque le pou entre en jeu, le typhus se déchaîne sous forme d'épidémies, à la manière du typhus historique qui, lui, n'est qu'épidémique.

L'épidémie humaine se termine plus vite dans le cas du typhus bénin, car le pou meurt très tôt de son infection, ce qui rend plus

Charles Nicolle

difficiles les passages à l'homme. Lorsque la chaîne se trouve rompue, le typhus murin redevient maladie exclusive du rat.

Ainsi, par suite d'un double mécanisme et de deux agents vecteurs, une maladie épidémique peut sortir d'une maladie, ordinairement endémique dans notre espèce.

La peste que ne transmet pas le pou nous offre un exemple un peu moins net de la même succession, mais analogue. Dans les conditions ordinaires, c'est, comme le typhus murin, une maladie des muridés. Les puces la transmettent de rat à rat. Accidentellement, elle peut passer d'homme à homme lorsque l'homme se trouve au voisinage d'un rat pesteux moribond, au moment même où les puces abandonnent le corps refroidi pour chercher leur nourriture sur n'importe quel être. Dans ce cas, la peste de l'homme se traduit par des symptômes en rapport avec le mode de contamination. Du siège de la piqûre occasionnée par la puce (et qui le plus souvent se trouve être aux membres inférieurs), le bacille pesteux introduit gagne le ganglion lymphatique correspondant. Quel que soit l'avenir de la maladie, même au cas où elle se généralisera, il y a toujours une période où elle est locale, ganglionnaire. Cette forme de la peste, la plus commune dans notre espèce, est dite bubonique. Dans de tels cas, même lorsque les puces du même rat ou du même nid de rats frappent plusieurs hommes à la fois, créant ainsi un petit foyer, la peste reste endémique et l'homme se comporte vis-à-vis du virus comme un cul-de-sac.

Toute autre apparaît la fortune du bacille pesteux dans le cas de peste pulmonaire ou pneumonique. Cette forme qui se rencontre parfois isolée, limitée à un individu dans un foyer de peste bubonique, peut prendre une extension soudaine et une allure épidémique. On a vu, surtout dans les pays froids ou par des temps froids sous d'autres climats, des épidémies de cette forme de peste frapper une région étendue et des milliers d'hommes.

Nous ne sommes pas encore informés de façon certaine du mécanisme qui transforme la peste bubonique en peste pulmonaire. Il n'est pas douteux qu'elle en provienne. Les cas de début sont buboniques et il y a, durant toute l'épidémie, des cas ganglionnaires à côté des cas pulmonaires infiniment plus nombreux. Il est probable que certaines conditions rendent le bacille pesteux particulièrement virulent et qu'ayant frappé le poumon d'un homme il puisse ainsi, par l'expectoration, passer d'un sujet à un autre, puis à de nombreux sujets, tout comme le font les virus de la grippe ou de la rougeole. Il y a lieu de penser que la contamination se fait par les téguments et les muqueuses de la face. L'association avec un autre virus n'est pas à rejeter dans certains cas. Il est bien peu probable qu'une pullulation extrême des puces intervienne ; il y aurait infection suraiguë par toutes les voies et non localisation pulmonaire d'emblée. Quel que soit le mécanisme inconnu qui fasse de la peste bubonique la peste pulmonaire, nous voyons dans leur succession un exemple nouveau d'une maladie épidémique qui se greffe, dans notre espèce, sur une maladie endémique.

Ces deux exemples parlent assez clairement pour qu'il nous paraisse superflu d'en chercher d'autres. Nous verrons qu'un même mécanisme, c'est-à-dire la succession de facteurs étiologiques différents, permet d'expliquer que certaines de nos maladies, transmises aujourd'hui par contact direct, interhumain, ou bien par un invertébré particulier, nous sont venues primitivement d'un mammifère d'espèce différente ou par un autre parasite. Tel est le cas des fièvres récurrentes et probablement celui de la syphilis.

Redisons encore une fois que, dans les œuvres de la nature, tout est effet de circonstances, que les circonstances sont en nombre indéfini, perpétuellement changeantes, journalières, et que la création d'une épidémie et sa destinée constituent, en raison de l'absence d'un plan conçu et de discipline, des événements à la fois terribles, exceptionnels et sans avenir.

Chapitre IV : Naissance des maladie infectieuses

Au cours des leçons précédentes, je me suis efforcé, d'expliquer comment se comportent les maladies infectieuses chez l'individu et dans une épidémie, et j'ai indiqué de quelle façon ces maladies naissent et meurent chez un homme ou dans un groupe.

Les problèmes devant lesquels nous nous trouvons à présent sont ceux de l'origine première et de la fin des maladies infectieuses. Ces maladies ont-elles toujours existé, qu'existât ou non l'espèce

qu'elles frappent aujourd'hui ? En est-il apparu qui fussent incon-
nues jusqu'à un moment donné de l'histoire ? Peut-il apparaître
des maladies infectieuses nouvelles ? Les maladies infectieuses
peuvent-elles disparaître ?

De telles questions sont bien difficiles à résoudre. Déjà, pour
expliquer la manière d'être, la vie des infections, j'ai dû présenter
nombre d'hypothèses dont certaines ont pu paraître fragiles, dont
les meilleures ne sauraient tout expliquer et n'ont, sans doute, de
valeur que provisoire. Encore pouvais-je étayer ces conceptions
sur des observations directes, sur des faits. Il est évident que,
dans le domaine du passé, dans celui de l'avenir, les réponses ne
peuvent avoir que les caractères d'une possibilité, d'une vraisemblance. Quand l'histoire offre tant d'obscurités, en dépit des documents que nous ont légués les autres âges (et l'histoire médicale
est particulièrement obscure), lorsqu'il nous est si difficile de nous
rendre compte de l'origine de l'homme, de celle des animaux et des
plantes, comment espérer, sans imprudence, démêler l'origine des
maux que nous causent des êtres infiniment petits dont la connaissance, bien incomplète, remonte à si peu d'années ?

La curiosité de l'homme n'a d'égale que son audace à la satisfaire.
Pour exercer cette audace, nous avons à notre disposition deux
méthodes : la première à laquelle nous venons de faire allusion est
la méthode historique, la recherche et la critique de documents ;
la seconde nous est offerte par l'expérimentation qui, permettant
de réaliser, sinon des maladies nouvelles, du moins des manières
nouvelles des maladies, nous donne quelque raison de supposer
que les faits se sont passés autrefois, dans la nature, de la même
manière qu'ils se passent aujourd'hui, entre nos mains.

Les premiers documents de l'histoire

Nous avons dit la faiblesse de la méthode historique. Nous ne
craignons pas d'y insister. Un peuple, un homme, une guerre, une
catastrophe laissent, dans la mémoire humaine, des souvenirs durables, des traits précis. Il se trouve une part de vrai, un point de
départ exact dans des récits, même légendaires. Comment supposer qu'il en ait pu être de même d'accidents obscurs, compagnons

familiers de la vie humaine auxquels cette familiarité même donne un caractère habituel ? Les maladies n'ont laissé de traces que dans de bien rares archives du passé et ces traces sont presque toujours vagues, sinon fautives.

Il a fallu, pour déceler avec quelque précision les traits des maux qui nous semblent les plus aisés à reconnaître, des siècles d'observation, les progrès d'une conscience d'abord obscure, voilée de superstitions, de préjugés, puis les étapes d'une technique qui ne s'est que lentement adaptée à son but.

Sans doute, certains symptômes, particulièrement marqués, ont frappé les premiers observateurs. Si chaque maladie se caractérisait par un signe de ce genre, nous trouverions des descriptions valables dans les premiers monuments écrits et nous pourrions en tirer des conclusions. Malheureusement, les signes des maladies infectieuses sont presque tous les mêmes : fièvre, maux de tête, agitation ou stupeur, éruption. Seuls, leur groupement, leur succession, une observation minutieuse ont pu, après de longs tâtonnements, permettre d'établir des tableaux symptomatiques particuliers et de les distinguer entre eux. Par malchance, pour dénommer les maladies, il a presque toujours été fait choix de termes, antérieurs aux progrès réalisés, de mots empruntés au langage commun ; si bien que la connaissance, peut-être assez satisfaisante, qu'avaient les médecins, contemporains des maladies que ces termes désignaient, s'est trouvée perdue au cours des siècles. Aujourd'hui, nous traînons, dans notre vocabulaire médical, des étiquettes désuètes qui, au sens naturel, ne signifient plus grand chose. Fièvre typhoïde, typhus exanthématique, typhus récurrent nous rappellent que tous ces états ont été confondus ensemble par suite de la communauté d'un symptôme, considéré comme prédominant, le tuphos, c'est-à-dire la stupeur. Petite vérole c'est-à-dire variole, varicelle, vérole n'ont qu'un trait commun et qui leur est commun avec toutes les maladies infectieuses, celui de se transmettre par un virus dont on a reconnu bien vite le siège et le danger pour la contagion. Sous le nom de charbon qui n'a d'autre sens que celui de la couleur désignée, on a confondu deux maladies animales, la fièvre charbonneuse dans laquelle le sang est souvent noirâtre, et le charbon symptomatique qui s'accompagne de tumeurs noires ; et on en a rapproché, par l'étiquette, les eschares de certaines ma-

Charles Nicolle

ladies humaines, dont la peste (charbons pesteux). Le mot peste a un sens si général, celui de maladie grave et épidémique, qu'on ne saurait sous sa désignation reconnaître, dans les écrits anciens, s'il signifie variole, typhus, peste bubonique ou toute autre maladie hautement contagieuse.

Cette terminologie qui plonge dans les âges reculés n'offre plus guère, à notre époque, de dangers de confusion. Loin de demander qu'on la supprime, nous la défendons en toute occasion et nous l'aimons. Elle a le visage familier des mots anciens et populaires ; elle est simple à retenir, à exprimer. Ce n'est pas elle, ce sont les termes d'un langage trop scientifique que nous voudrions proscrire. Ceux-là sont indigestes, pédants et, quelle que soit leur prétention, ils n'expriment tout au plus qu'un symptôme particulier, une lésion, une notion causale, une conception provisoire. Quant à l'emploi des noms des inventeurs pour la désignation des maladies, outre qu'il consacre souvent des mérites discutables, il est si antipathique au goût français qu'on dirait, à lire nos traités, que, seuls, les étrangers ont réalisé des progrès en médecine.

Et puis, les vieux termes ont cet avantage de nous rappeler les étapes de nos connaissances. De même que le mot bureau a signifié d'abord une étoffe (bure), puis le meuble qu'elle recouvre, la pièce où se trouve ce meuble, la maison, jusqu'à un ministère, un terme, comme celui de vaccination, nous rappelle que le premier vaccin fut la vaccine et que celle-ci est récoltée sur la vache.

Mais, si nous chérissons ces vieux mots, c'est qu'aujourd'hui l'usage leur a fait perdre leur premier sens et que nos connaissances sur les maladies sont assez avancées pour que, même lorsqu'il apparaît qu'ils étiquettent une erreur, l'image de ces mots ne nous trouble nullement, Quand nous disons que nous sommes étonnés, nous ne prétendons pas avoir été frappés du tonnerre.

L'emploi de ces vieux termes dans les textes anciens nous gêne davantage. Il nous gêne à ce point que, sauf de très rares exceptions (la lèpre, la rage), nous ne saurions guère reconnaître sûrement les maladies que ces vieilles locutions désignent. Il nous faut, pour trouver des indications un peu précises, et sur certaines maladies seulement, arriver à la Renaissance.

Aux archives écrites, peuvent se joindre, pour notre enseignement, quelques documents figurés : illustrations rarissimes des textes avant la découverte de l'imprimerie, représentations gravées sur la pierre ou sculptées, lésions encore appréciables sur des momies ou des ossements. Ces derniers documents eux-mêmes sont, en général, d'une interprétation délicate et ne prêtent guère qu'à des controverses. Il convient de nous rappeler qu'un des esprits les plus charmants et les plus fins, Henry Meige, après nous avoir présenté de séduisantes explications médicales de l'iconographie, a tenu à faire, lui-même, la critique de la méthode.

C'est donc presque uniquement aux documents écrits que nous pouvons nous adresser. Ils nous montrent, avec certitude, la haute ancienneté de certaines maladies. Les plus lointaines archives témoignent que, dès qu'il sut fixer sa pensée par des signes, l'homme souffrait de la lèpre, de la rage, du typhus, du paludisme, du trachome, de la blennorrhagie, de certaines teignes, de certaines maladies vermineuses (dont la bilharziose) et de complications infectieuses des plaies.

Nous ne pouvons, de toute évidence, demander rien de plus aux témoignages du passé. L'origine des quelques maladies qu'ils nous permettent de reconnaître nous échappe, par cette voie, entièrement.

Maladies apparues depuis le début de la période historique

Si nous savons, par les témoignages les plus anciens que quelques maladies infectieuses, plus ou moins bien déterminées, sévissaient déjà lorsque l'homme commença d'écrire (et notre ignorance est profonde en ce qui concerne la plupart des autres), nous savons, tout aussi bien, que certaines se sont révélées à des époques particulières avec une telle évidence que le caractère de nouveauté n'a pu leur être contesté.

Cette révélation indiscutable ne signifie pas que la maladie inédite fut nouvelle, qu'elle n'ait pas, jusque-là, frappé l'homme. Elle signifie seulement qu'elle n'avait pas été observée encore dans la région où l'on constatait brusquement, indiscutablement son apparition.

Charles Nicolle

Bien des maladies qui frappent la partie occidentale ou méditerranéenne de l'Europe sont d'origine étrangère. On peut fixer, avec une précision souvent assez grande, à la fois la date où elles ont paru dans nos régions et les régions d'où elles sont venues.

La peste véritable, que caractérise le bubon, n'existait pas dans l'occident méditerranéen avant l'épidémie dite de Justinien ; elle est d'importation égyptienne. La lèpre s'est étendue de même peu a peu de l'est à l'ouest ; son introduction en France ne date guère que du temps des croisades. D'Orient également nous est venu le choléra au XIXe siècle, comme depuis longtemps et encore aujourd'hui, nous viennent les grandes épidémies de grippe.

L'Amérique nous a donné la syphilis, nous lui avons apporté la variole. De l'Afrique, la fièvre jaune lui est venue, comme une punition de la traite, avec les Noirs. Que de maladies notre civilisation a introduites dans les populations incultes ! Je ne sais si ces hommes nous doivent quelque bien ; ils ont reçu de nous la variole, la syphilis, la tuberculose, toutes nos maladies infectieuses (sans compter l'alcoolisme et d'autres bienfaits) ; et beaucoup de ces peuples en sont morts. Figurons-nous ce qu'était l'état sanitaire d'un groupe, isolé jusque-là par sa situation insulaire. Il souffrait certes de maladies, souvent graves, mais en nombre réduit. Au cours des siècles, par suite d'incursions de peuplades plus ou moins éloignées, de naufrages, sa pathologie avait pu s'accroître de quelques maux importés. C'est ainsi, croyons-nous que le typhus murin est venu de la Malaisie en Amérique par étapes océaniennes avec les peuplades indiennes dont P. Rivet a montré l'origine maorie. Plus le nombre des habitants était restreint, moins il y avait chance que les maladies les plus contagieuses se conservassent. La plupart des fièvres éruptives, qui demandent sans cesse pour s'entretenir des sujets, vierges d'une atteinte antérieure, n'y pouvaient pas s'acclimater. L'européen fait escale, il débarque, il revient. Si l'île est située sur un parcours passager, si elle offre des ressources à l'industrie, au commerce, aux rapines, c'est la pathologie de l'Europe (et des États-Unis) qui s'installe. Comment une peuplade primitive pourrait-elle résister à tant de maux ?

La plus instructive des importations de maladies est celle de la syphilis. Là, point d'inconnu. Nous avons des témoins irréfutables. Bernal Diaz de Castillo, compagnon de Cortès, note, dans

Chapitre IV : Naissance des maladie infectieuses

son journal instructif, jour par jour, les progrès de la maladie *(las babas)* sur les soldats de l'armée conquérante du Mexique [1]. En Europe, la syphilis est reconnue au lieu même de son débarquement sur la côte orientale de l'Espagne. L'armée de Gonzalve de Cordoue la transporte à Naples où les Français la contractent ; si bien que, dans notre pays, la maladie prend l'étiquette napolitaine et, dans le reste de l'Europe, l'étiquette française.

Tous les médecins de la Renaissance qui l'observent, en quelque pays européen que ce soit, la décrivent comme une affection inconnue jusque-là et ils la déclarent nouvelle. Le premier auteur de notre pays qui ait traité d'elle le rouennais Jacques de Béthencourt en a donné une description complète [2] qui comprend, non seulement la syphilis acquise, mais encore l'héréditaire et les divers modes de contagion, même le passage du nouveau-né à la nourrice. On s'étonne qu'un mal qui se traduit par ces symptômes si différents, qui évolue en un grand nombre d'années, ait pu être aussi bien connu à la Renaissance, alors qu'au début du XIXe siècle, ses multiples localisations étaient considérées, décrites, comme des affections particulières. C'est que l'irruption du mal, sa nouveauté, les conditions de la contagion ne permettaient aucun doute sur le lien qu'offraient entre elles ses manifestations successives, si différentes fussent-elles. Tandis que, plus tard, ce mal étant devenu familier, et l'absurdité des théories médicales s'en mêlant, le lien a fini par se briser [3]. Il a fallu le génie de Ricord pour rétablir le tableau de la syphilis dans son ensemble, tel qu'il était apparu aux premiers observateurs au temps de l'importation. Il a fallu celui de Fournier et les découvertes de laboratoire récentes pour rattacher à la syphilis ses manifestations nerveuses à longue portée : la paralysie générale et l'ataxie. Le domaine pathologique de la syphilis

---

1 Le manuscrit du journal de Bernal Diaz est conservé à l'hôtel de ville de Guatemala où l'alcade m'a donné le plaisir de voir de mes yeux ce document d'un prix inestimable.

2 *Nova pœnilialis quadragesima nec non Purgatorium Morbum Gallicum sive venereum ; una cum* Dialogo Aquae *Argenti ac Ligni Guaiaci collaectantium superdicti morbi* curalionis, *praelatura*, Opus fructiferum.*Parisiis*, ripis Nicolai Savelier 1527.

3 Il n'est que juste de reconnaître que l'origine américaine de la syphilis a été rétablie, au milieu du XVIe siècle, par Jean Astruc, médecin de Montpellier, esprit universel, le même qui sut reconnaître, le premier, l'œuvre de deux rédacteurs dans la Genèse.

Charles Nicolle

est immense. Émile Leredde l'a vu trop vaste ; cette exagération a été utile.

La syphilis nous offre donc l'exemple d'une maladie, venue dans nos pays d'une contrée lointaine. C'était une maladie nouvelle pour l'Europe ; c'était une maladie ancienne pour l'Amérique, et nous manquons de toute donnée sur son antiquité dans le Nouveau Continent.

Nous avons dit que la variole avait été introduite par les Européens, dans les pays, qu'à partir du XVe siècle, ils ont découverts. La contamination des Indiens du Mexique par la variole peut être tout aussi bien suivie dans le journal de Bernal Diaz que celle des Espagnols par la syphilis. C'est par l'intermédiaire d'un nègre de l'armée, envoyée contre Cortès par le gouverneur de Cuba et commandée par Narvaez, que la maladie a été introduite dans la Nouvelle Espagne, en 1520. Ses progrès y ont été rapides. D'autres historiens de la Conquête, les pères Sahagun et Torquemada, les ont notés. Le premier signale deux épidémies, celle de 1545 qui a fait 800.000 victimes, celle de 1576 qui en a fait deux millions ; et il ajoute : « Le mal augmente chaque jour. On peut croire que, s'il dure encore deux ou trois ans, il ne restera plus personne. » Dût la mémoire de l'honnête et ridicule Barthélemy Las Cases en souffrir, ce n'est pas par le lourd travail des mines ni par les atroces exactions qu'ils commirent, que les Espagnols ont amené la disparition totale de la race indienne de certaines régions, sa raréfaction momentanée dans d'autres, c'est par l'importation de la variole, fléau naturel, plus grave que les pires fléaux humains.

Nous assistons actuellement à l'invasion de nos pays par une maladie nouvelle, la tularémie. Reconnue pour la première fois, il y a quelques années, dans l'est des États-Unis où elle frappe certains animaux sauvages en particulier les léporidés et, par eux, se communique accidentellement à l'homme, on l'a vue envahir la Sibérie et le nord de la Russie. Présentement, elle s'installe en Suède. Bientôt, il nous faudra, sans doute, compter avec elle, apprendre à la reconnaître et lutter contre ses atteintes.

A côté des maladies, importées d'un pays dans un autre et dont nous ignorons l'état-civil antérieur, nous avons notion de l'apparition et de l'extension, dans nos pays, de maladies qui n'y existaient pas, un certain nombre d'années auparavant, et qui semblent bien y être nées sur place.

L'une d'elles, dont le réservoir de virus est la chèvre et qui se transmet d'ordinaire à l'homme par le lait de cet animal, la fièvre ondulante (ou fièvre méditerranéenne) est apparue au début du XIXe siècle dans l'île de Malte. De là, les chèvres maltaises, importées en raison de leurs qualités laitières, l'ont répandue en Sicile, dans le sud de l'Italie, dans l'Afrique mineure, dans tout le bassin méditerranéen ensuite. Passée de la chèvre maltaise aux autres chèvres, elle a pris bientôt une marche envahissante. Actuellement, elle s'étend par tout le monde. Elle justifie le nom de *maladie d'avenir* que je lui ai donné il y a une dizaine d'années. Elle est d'autant plus maladie d'avenir qu'elle se montre déjà capable de revêtir des formes cliniques diverses. Simple fièvre générale à l'origine, elle témoigne, à présent, d'une tendance à la localisation sur certains organes, en particulier les os. Il y a des formes médicales de fièvre méditerranéenne et des formes chirurgicales. Une telle plasticité de la part de son agent pathogène menace les hommes à venir d'un fléau, aussi varié dans ses manifestations que la tuberculose.

La fièvre méditerranéenne est, sans doute, le meilleur exemple que nous puissions donner d'une maladie d'origine récente ; ce n'est pas le seul. On peut avancer avec vraisemblance que la méningite cérébrospinale a fait son apparition, vers la même époque sans doute, dans les régions septentrionales de l'Europe. La coqueluche n'est point, non plus, très ancienne. Il y a probablement du vrai dans l'opinion vulgaire qui fait de l'appendicite une maladie récente.

Mais il serait vain de multiplier les exemples et les hypothèses. Si la méthode historique nous montre que certaines maladies sont apparues depuis que l'homme observe, c'est tout ce que cette méthode peut donner. Elle ne nous renseigne pas sur les conditions dans lesquelles ces maladies sont nées. Pour nous les représenter, il faut nous adresser à la méthode expérimentale.

La part de l'expérimentation dans la solution du problème

Charles Nicolle

Nous pourrions nous rendre compte de la manière dont les maladies infectieuses que nous connaissons sont apparues sur le globe si, par nos méthodes expérimentales, nous parvenions à créer des maladies nouvelles. Les conditions de ces opérations nous renseigneraient sur les conditions naturelles.

Nous verrons un peu plus loin ce que nous pouvons faire ou espérer dans le domaine de la création des maladies.

Sans créer précisément, c'est-à-dire sans réaliser la transformation d'un germe inoffensif (saprophyte) en un germe pathogène, pouvons-nous modifier les conditions d'adaptation des microbes de façon à faire du nouveau, à étendre le champ, le domaine des maladies infectieuses ? Si nous le pouvons, nous retirerons, des faits observés, un enseignement de nature à éclairer le problème. Nous ne tiendrons pas la solution elle-même, nous l'approcherons. Or, nous pouvons, nous savons modifier la virulence des microbes pathogènes, étendre leur champ d'action, innover en matière de pathologie.

Nous allons exposer les méthodes que nous y pouvons employer et donner des exemples de résultats obtenus. Nous aborderons ensuite la question de la création expérimentale de maladies infectieuses

Extension expérimentale d'une maladie infectieuse à une espèce qui n'en a jamais souffert dans la nature

Avant que nous leur ayons imposé le rôle ingrat de collaborateurs dans notre conquête médicale, la plupart de nos animaux de laboratoire ne connaissaient pas les maladies que nous leur inoculons. Ils en étaient tenus éloignés ou par leur distribution géographique qui ne concordait pas avec l'aire d'extension de ces maladies, ou par les conditions mêmes de la contagion qui ne pouvaient s'appliquer à eux.

Le cobaye a été rencontré par les Espagnols dans les maisons des Indiens du Pérou qui l'avaient adopté en raison de ses couleurs diverses, ainsi que le perroquet le fut dans l'antiquité méditerranéenne avant qu'on se souciât de sa voix. Bien que l'on n'ait pas établi, de façon indiscutable, son identité avec l'apéra, vulgairement *cuy*, des vallées andines, il n'est pas de doute qu'il ne soit venu de ce rongeur sauvage auquel il est identique, au pelage près, et avec lequel il se reproduit. Le cobaye n'avait jamais été en contact avec la plupart des maladies pour l'étude desquelles nous en faisons un si large emploi en raison de la sensibilité extrême qu'il présente vis-à-vis d'elles : tuberculose, peste, charbon, etc. La tuberculose ne sévissait pas chez les Indiens du Nouveau Monde avant l'arrivée des Espagnols, la peste avant l'importation des rats pesteux par les vaisseaux européens, le charbon avant celle du mouton et des autres mammifères sensibles de nos pays.

Le lapin, dans nos régions, ne pouvait être atteint de la rage, pour le traitement de laquelle il nous est d'un indispensable secours. Si, dans la nature, il recevait par mégarde un coup de dents d'un carnassier enragé, sa mort survenait vraisemblablement sans retard ; en tout cas, un lapin qui se serait trouvé ainsi contamine par merveille n'aurait pas transmis sa maladie à d'autres lapins.

Le chien, la souris, le rat, si utiles pour l'étude des trypanosomiases tropicales, ne pouvaient avoir été contaminés dans des pays où n'existent ni les virus de ces maladies ni leurs agents de transmission, les glossines.

À plus forte raison, les maladies transmises par un invertébré, lié strictement à une espèce animale, n'ont pu être inoculées à d'autres espèces que par des méthodes artificielles d'invention humaine. Le pou humain *(Pediculus vestimenti)* ne saurait vivre dans la nature que sur l'homme. Le typhus qu'il transmet ne pouvait, avant l'intervention de l'expérimentateur, passer au cobaye que nous employons pour la conservation indéfinie de son virus, puisque le pou ne saurait vivre que sur l'homme.

Il paraît superflu de multiplier les exemples. La pathologie expérimentale repose sur la reproduction des maladies chez les animaux de laboratoire. Trouver un animal sensible à un virus humain est la condition indispensable de tout progrès puisque, sauf exceptions limitées, nous ne pouvons expérimenter sur l'homme. Nous innovons donc sans cesse en étendant le domaine des maladies à des espèces qui, dans la nature, ne les contractent pas.

Adaptation d'un agent pathogène à un invertébré

Charles Nicolle

qui ne le transmet pas dans la nature

Certaines maladies infectieuses, nous le savons, ne peuvent être transmises dans la nature que par l'intermédiaire d'invertébrés particuliers. Sans anophèles, pas de paludisme ; sans poux, pas de typhus épidémique ; sans puces, pas de typhus murin, pas de peste. Le lien, entre ces insectes et les virus qu'ils inoculent, est si particulier que nous n'avons pu, jusqu'à présent, faire transmettre ces virus par d'autres invertébrés. Dans le cas de la peste, l'expérience, quoique non réalisée, ne parait pas au-dessus des possibilités ; car il n'y a, dans ce cas, que conservation de l'agent pathogène dans le tube digestif de l'insecte.

Avec le paludisme et l'anophèle, les choses vont tout autrement, puisque l'hématozoaire effectue un cycle évolutif chez le moustique. Il ne semble donc point que l'on puisse réaliser l'adaptation de l'hématozoaire à un autre invertébré. Il a fallu, pour l'adaptation naturelle, un ensemble de circonstances favorables que nous ne pouvons espérer rencontrer entre nos mains et que la nature n'a rencontré qu'une fois, vraisemblablement.

Cependant, l'étude dis spirochètes a permis de réussir des adaptations, sans doute moins compliquées, mais en somme du même ordre. Les fièvres récurrentes humaines que causent les spirochètes sont transmises dans la nature soit par les poux (c'est le cas de la fièvre récurrente mondiale), soit par certaines tiques, les ornithodores. Ces tiques se rencontrent dans le sol, en général dans les terriers de petits rongeurs. C'est sur ces petits rongeurs que les ornithodores, à la fois, vivent et prennent les spirochètes qu'ils inoculent à l'homme. Les conditions de vie de ces tiques font que les maladies qu'elles transmettent n'ont pas de tendance à l'extension ; comme les ornithodores, elles sont liées au sol. Aussi, à chaque récurrente, à chaque spirochète, correspond dans la nature une espèce particulière d'ornithodore. La fièvre des tiques du centre de l'Afrique est liée à *Ornilhodorus moubala,* celle de l'Espagne et de l'Afrique Mineure à *Orn. erraticus,* celle du Turkestan russe à *Orn. papillipes.* Aucune possibilité de contact entre *Sp. sogdianum* du Turkestan russe et *Orn. erraticus* du nord de l'Afrique. Cependant, je suis parvenu à adapter *Sp. sogdianum* à *Orn. erralicus* et, de même, tous les spirochètes récurrents, étudiés dans mon laboratoire, à tous les ornithodores sur lesquels j'ai tenté l'expérience, quelles qu'aient été les provenances des spirochètes et des tiques. Or, cette adaptation ne consiste pas dans une simple culture. Elle suppose une évolution du spirochète, passant, chez la tique, du stade visible à un stade invisible avec retour ultérieur à un autre stade visible, invasion des organes sexuels et transmission héréditaire. J'ai même réalisé l'adaptation, incomplète il est vrai, du spirochète de la récurrente d'Espagne au pou, et d'autres expérimentateurs ont obtenu des résultats analogues avec divers spirochètes d'ornithodores et la punaise.

Aussi ai-je pu émettre, avec vraisemblance, cette opinion que toutes les récurrentes sont nées dans les terriers des petits rongeurs ; qu'elles y sont restées localisées presque toutes, ne frappant des gros mammifères, y compris l'homme, que ceux qui viennent au contact de ces terriers ; et que, si l'une d'elles, par exception, a pu s'élever au rang de maladie exclusivement humaine et mondiale, c'est que son spirochète s'est adapté au pou et qu'il en a suivi les destins qui sont ceux de l'homme dont l'expansion est universelle.

De ce côté donc encore, malgré la plus grande complexité du problème, l'expérimentation innove. Et voici une première clarté, projetée sur l'origine de certaines maladies infectieuses.

Réalisation expérimentale de la sensibilité d'une espèce animale à un agent pathogène auquel elle est naturellement réfractaire

La plupart des espèces animales sont réfractaires aux maladies dont souffrent les autres espèces.

L'adaptation de l'agent pathogène à l'animal sensible remonte à tant de siècles, elle a nécessité et nécessite encore des conditions si particulières qu'on imagine mal qu'il puisse en être autrement.

La nécessité où l'expérimentateur se trouve de reproduire les maladies infectieuses de l'homme sur une autre espèce sous peine de n'en pouvoir entreprendre l'étude, la commodité de l'expérimentation, pour toutes les maladies virulentes, humaines ou non, sur les petits animaux de laboratoire, ont déterminé les savants à chercher

Charles Nicolle

les moyens de faire fléchir ces résistances naturelles, gênantes pour l'étude. C'est faute de découvrir un animal sensible à la lèpre que l'étude de la lèpre est arrêtée.

Certes, nos progrès dans la voie de réalisation de sensibilités nouvelles n'ont guère dépassé la période des essais. Néanmoins, ces essais offrent, en dehors de leur portée pratique, un intérêt dans le problème général dont nous nous occupons.

Les méthodes, employées pour parvenir à ce résultat, sont de deux ordres : nous pouvons affaiblir la résistance naturelle, ou locale, ou générale, de l'animal sur lequel nous expérimentons ; nous pouvons augmenter l'activité pathogène de l'agent étudié.

Nous diminuons la résistance locale en contrariant par quelque procédé les moyens de défense naturelle de l'organisme, par la chaleur, le froid, par certaines radiations, par emploi d'une ligature, par la création d'un foyer de nécrose (agent physique ou chimique), par l'inoculation d'une poudre inerte qui occupe les globules blancs et les distrait d leur lutte contre les microbes A cette poudre, on peut substituer des microbes tués, des microbes vivants non pathogènes. Un vaccin, tel le vaccin classique du charbon symptomatique, c'est-à-dire un microbe vivant atténué, doué par conséquent encore d'une certaine activité, mais incapable de donner une maladie sévère lorsqu'il est inoculé sous la peau, reprend toute sa virulence si on lui associe de l'acide lactique qui paralyse la défense et permet aux microbes peu dangereux, qu'on a inoculés, de cultiver sur place et de donner naissance à d'autres microbes qui récupèrent la virulence primitive.

La diminution de la résistance générale peut être obtenue par le refroidissement, par des saignées, la diète, l'inoculation de substances ou de microbes débilitants. On obtient ainsi des résultats intéressants, des indications. La plus certaine est cette confirmation de l'observation commune que la misère, les privations rendent les organismes plus sensibles aux maladies infectieuses. On fait disparaître ainsi des immunités, créées par des vaccinations antérieures. Nous ne saurions affirmer que, même dans le cas où la poule refroidie devient apte à prendre le charbon, on ait vraiment vaincu une résistance naturelle.

Ces essais suffisent pourtant à faire comprendre qu'à l'origine, l'affaiblissement de l'organisme a pu faciliter l'adaptation à un animal, jusque-là réfractaire, du germe, inoffensif jusque-là, d'une maladie nouvelle, La seconde m6thode que nous pouvons employer pour vaincre l'immunité naturelle d'une espèce est l'exaltation de la virulence du microbe. Certains des exemples qui vont suivre montreront par quels procédés nous pouvons y parvenir.

Restitution de la virulence
à un agent pathogène qui l'a perdue

Les travaux de Pasteur sur le charbon bactéridien prouvent, par un exemple historique, qu'il est possible, en partant d'un microbe pathogène, préalablement privé de sa virulence, de lui restituer cette propriété et de l'exalter ensuite à un tel point qu'aucun microbe de la même espèce ne saurait présenter une telle activité dans la nature.

Pasteur était parvenu à priver totalement le microbe du charbon de sa virulence en le cultivant à température élevée dans des conditions particulières. Ces conditions sont celles de la production des vaccins charbonneux qui ne sont précisément autre chose que des cultures vivantes de virulence atténuée. Suivant le nombre de jours que dure l'exposition des cultures à la chaleur, on obtient des vaccins de moins en moins virulents et, finalement, des cultures incapables de produire une infection chiez les animaux les plus sensibles, incapables également par leur inoculation de déterminer chez eux la moindre résistance d'ordre vaccinal.

Or, si l'on prend, ainsi que l'a fait Pasteur, une de ces cultures inactives, devenues identiques à celles d'un microbe saprophyte, et qu'on en inocule une certaine dose à une souris qui vient de naître, c'est-à-dire à un animal d'une résistance presque nulle, on obtient, chez cette souris, un certain développement du microbe, une maladie rudimentaire. Qu'on réalise, avec le sang de cette souris, une culture à température ordinaire (37°) et qu'on inocule celle-ci à une autre souris nouvellement née, l'infection sera déjà plus nette. On pourra ensuite, en procédant avec une lenteur progressive et en alternant cultures et inoculations, passer à une souris jeune, puis à une souris adulte, à un cobaye de quelques jours, à un cobaye jeune, à un cobaye adulte, à un mouton, à un chien, animal particulièrement résistant, et, ainsi, par des passages successifs, réaliser non seulement la récupération d'une virulence normale, mais la réalisation d'une activité inconnue.

La même expérience a été répétée, après Pasteur, pour d'autres microbes pathogènes.

Exaltation du pouvoir pathogène
d'un microbe naturellement virulent

Nous venons de voir que la méthode des passages par animaux de plus en plus résistants avait permis à Pasteur, non seulement de restituer à la bactéridie charbonneuse, rendue avirulente, son pouvoir pathogène commun, mais encore d'exalter à l'extrême ce pouvoir récupéré.

La méthode des passages a été, depuis Pasteur, souvent utilisée pour l'augmentation de l'activité d'un microbe pathogène ou d'un virus. On peut dire qu'elle s'applique à l'immense majorité d'entre eux. D'ordinaire, les passages se font sur une seule espèce qui peut être celle que la maladie naturelle frappe ou, tout aussi bien, une espèce de laboratoire dont la sensibilité reconnue est utilisée artificiellement. Les virus que l'on entretient dans les laboratoires par passages sur une même espèce animale ont une tendance très générale à l'exaltation du pouvoir pathogène. Le plus souvent, cette augmentation est rapide ; elle se montre au début de la série des passages, puis elle subit un arrêt. Nous traduisons cet arrêt, depuis que Pasteur l'a observé sur une suite de lapins inoculés du virus rabique, en disant que le virus devient *fixe*. En réalité, il n'y a pas stabilisation de la virulence, mais ralentissement dans le développement de l'activité pathogène. Il semble que, dans l'accroissement rapide du pouvoir virulent, il y ait adaptation à un organisme auquel le virus n'est pas habitué et que, lorsque cette adaptation est acquise, il ne se produise plus que de lents progrès dans l'augmentation de la virulence. C'est à propos de l'exaltation du pouvoir pathogène du virus rabique, passé du chien au lapin, que cette constatation a été faite. Peut-être y a-t-il, au début, autre chose qu'une adaptation ; nous en parlerons mieux quand nous traiterons du mécanisme intime de l'acquisition de l'activité pathogène par les microbes. Le problème de la mutation se posera devant nous dans ce cas, comme il se pose toutes les fois qu'un être acquiert brusquement un nouveau caractère.

L'exemple du virus rabique n'est peut-être pas le meilleur qu'on puisse ici choisir, s'il a pour lui l'éloquence historique. Le virus du typhus de l'Ancien Monde s'adapte avec quelque difficulté au cobaye. Au bout d'un certain nombre de passages, il acquiert lui aussi, une virulence à peu près fixe quand les inoculations se pratiquent dans des conditions rigoureusement les mêmes. L'incubation dure, d'ordinaire, 7 à 8 jours. Ce n'est que très lentement ensuite que le temps de l'incubation se réduit. De même, lorsque nous avons pris, il y a trente ans, la direction de l'Institut Pasteur de Tunis, le virus rabique fixe y présentait, chez les lapins de passage, une incubation d'une semaine et tuait en 10 à 12 jours ; aujourd'hui, les premiers symptômes paraissent entre le quatrième et le cinquième jour et la maladie déclarée se termine en quelques heures.

L'exemple le plus remarquable de l'exaltation artificielle de la virulence est celui d'un streptocoque particulier, isolé par Marmorek de la gorge d'un sujet. Ce streptocoque, d'une virulence moyenne pour le lapin, était devenu, par suite des passages sur cet animal, si actif qu'après quelques mois il le tuait à une dilution telle qu'on pouvait estimer qu'une seule cellule microbienne suffisait pour amener la mort en moins d'un jour.

A la question de l'exaltation de la virulence des microbes se rattache celle de la transformation de la forme inapparente d'une maladie infectieuse en forme à symptômes. Les essais, tentés dans ce sens, n'ont pas été nombreux. Bien que j'aie obtenu quelques résultats avec le virus du typhus africain sur l'âne, je ne suis pas persuadé de l'efficacité de la méthode. Si l'âne présente parfois une infection inapparente à la suite de l'inoculation du virus typhique, il montre aussi, quoique plus rarement, une infection fébrile légère, donc une forme à symptômes. Le rat blanc qui ne présente d'emblée que la forme inapparente, n'acquiert pas par les passages la forme fébrile ; au contraire, la maladie s'arrête, chez lui, au bout d'un nombre de passages qui, entre mes mains, malgré des essais nombreux n'ont pas dépassé douze (2 fois) et treize (1 fois).

Charles Nicolle

De même, certaines souches du virus typhique murin, perdent, au bout d'un certain temps, leur activité pathogène, d'abord très nette, sur le cobaye et finissent par ne plus lui donner qu'une infection inapparente ou point d'infection. Pour les conserver sur cette espèce, il est bon de relever de temps en temps leur virulence par passages sur l'animal naturellement sensible, le rat.

Nous aurons à revenir sur ces faits d'exaltation de la virulence des microbes ou inframicrobes.

Création expérimentale d'une maladie nouvelle avec un agent saprophyte

L'expérience de Pasteur, restituant la virulence à un échantillon de bacille charbonneux, rendu auparavant inoffensif, est aussi voisine que possible de celle qui ferait d'un microbe saprophyte, pris dans la nature, un microbe pathogène nouveau. S'il n'avait pas connu le passé de sa bactéridie avirulente, Pasteur aurait pu estimer, et nous estimerions après lui, qu'il y a eu, dans cette expérience, création d'une maladie infectieuse.

Nous ne connaissons pas d'exemple dans lequel un microbe, incontestablement saprophyte, ait élevé au rang de microbe pathogène. Pour les inframicrobes qu'on ne voit pas et qu'on ne sait cultiver, la question ne serait pas soluble.

Il paraîtra curieux, tout d'abord, de constater que l'expérience de transformation d'un microbe saprophyte en pathogène n'a jamais été tentée. Ce n'est pas que les microbiologistes n'aient pas conçu l'importance du problème. C'est qu'après les expériences de Pasteur ils l'ont considéré comme résolu. Il l'est pratiquement ; et il est impossible de faire plus.

A quels caractères, en effet, reconnaître un microbe saprophyte ? Le passé d'un microbe ne nous apparaît nullement. Savons-nous si celui dont nous ferions choix pour l'expérience et que nous considérerions comme inoffensif parce qu'il ne produirait aucune infection chez nos animaux de laboratoire n'a pas été autrefois virulent et, même, s'il ne l'est pas actuellement pour une espèce animale inconnue. Et, si nous découvrions un microbe vraiment saprophyte et que nous ne parvenions pas à le rendre pathogène, pourrions-nous conclure du résultat négatif, obtenu avec ce microbe, à ce qui se passerait avec un autre, même avec celui-là si l'expérience était faite dans des conditions différentes. Le nombre des microbes saprophytes est indéfini ; les conditions des expériences le sont aussi ; et il n'y a pas de fait négatif qu'on puisse considérer comme valable.

Réfléchissons aussi à ce que signifierait la création artificielle d'une maladie infectieuse. S'il était possible à l'homme de mener à bien l'expérience, en dépit des difficultés du choix et des conditions, la nature pour laquelle tous les choix, tous les essais sont possibles, parce qu'elle a pour elle l'infini des circonstances et du temps, réaliserait souvent ce qu'un hasard inouï aurait permis à un savant d'obtenir une fois. Or, nous savons que, malgré les facilités de tous les instants que la grande créatrice rencontre, l'apparition d'une maladie infectieuse nouvelle est un fait exceptionnel. Le nombre des maladies existantes, si grand, si terrible qu'il nous apparaisse, est ridiculement petit à côté de celui qu'un génie malfaisant, doué des mêmes facilités, aurait pu produire.

Nous devons, cependant, regretter que ces difficultés et la logique s'opposent, comme elles s'opposeront, toujours, à la production d'une preuve, à peu près inutile, mais qui eût brillamment comblé la lacune fatale qu'il nous faut bien signaler.

Nul savant ne peut se vanter d'avoir créé de toutes pièces une maladie infectieuse et nul, sans doute, n'en créera jamais.

Comment on peut imaginer
que sont apparues les maladies infectieuses

Nous est-il permis, en dépit de ces lacunes, de chercher à nous représenter comment sont apparues les maladies infectieuses ? J'estime que nous y sommes autorisés avec autant de raison, sinon plus, que les naturalistes lorsqu'ils entreprennent d'expliquer, par leurs conceptions, la genèse et les étapes de l'évolution des animaux et des plantes.

Doués de vie aussi bien que les êtres supérieurs, les infiniment petits suivent les mêmes lois d'existence. L'évolution des êtres supérieurs (l'étude des sciences naturelles nous le montre), se fait

Charles Nicolle

suivant deux mécanismes : des transformations lentes que la lenteur qui y est nécessaire rend incertaines, précaires et qui, pendant longtemps, très longtemps, sont réversibles ; des variations brusques par acquisition soudaine d'un caractère nouveau, les mutations qui, elles, sont irréversibles. Il ne peut en être autrement des agents pathogènes vivants.

Nous aurons à discuter plus tard du déterminisme même de ces phénomènes et de l'importance réciproque, dans le cas des infiniment petits, des deux modes d'évolution. On sait que ce sont des points sur lesquels les naturalistes ne sont pas d'accord. Pour s'en éclairer, ils n'ont guère, jusqu'à présent, observé ce qui se passe chez les êtres les plus simples. C'est à mon avis un tort. La simplicité de ces êtres, la rapidité de leur multiplication qui permet d'observer des milliards de générations en quelques jours, me paraît donner à leur étude une place importante pour la solution générale du problème.

L'évolution lente ou adaptation

Le nombre des microbes saprophytes est immense. Leur nature vivante les pousse à chercher à perpétuer leur vie en mettant à profit les circonstances. Celles-ci les amènent fatalement au contact de l'homme, des animaux et des plantes.

Notre peau ne constitue pas une barrière formelle qui ne puisse subir journellement des atteintes. Certaines de nos cavités sont ouvertes au dehors. En particulier, notre tube digestif est en communication permanente avec le milieu extérieur ; on pourrait dire qu'il lui appartient, qu'il est une partie de nous-mêmes qui n'est point en nous. Les microbes saprophytes s'installent sur notre peau ; ils s'installent à la surface de nos muqueuses. Ils y trouvent, pour se développer, les aliments que leur offrent les cadavres des cellules de revêtement usées et les produits de sécrétion des glandes, substances à peu près inertes. Il y a donc, à tous moments et dès le début de notre existence, culture sur nous de microbes qui appartiennent à la flore des individus de notre espèce, des autres espèces, aux plantes et au milieu extérieur (déjections, terre, eaux). Certains de ces microbes sont doués d'un passé pathogène. Éliminons-les. Ne parlons que des microbes ancestralement inoffensifs. Le moindre traumatisme qui lèse les muqueuses et la peau offre à ces saprophytes l'occasion de venir au contact de certains tissus sous-jacents, au contact de nos humeurs, de notre sang. Que le traumatisme soit grave, les voici dans la place. Que la résistance générale de l'animal ou de l'homme s'amoindrisse par suite d'un refroidissement, d'un accident quelconque ou bien de privations, les fonctions naturelles de défense fléchissent et le microbe en profite pour se multiplier, pour donner des générations nombreuses, pour prospérer à nos dépens.

Sans doute, l'accident réparé ou l'animal mort, l'heureuse tentative du microbe n'a pas de lendemain. Il disparaît ou bien ses descendants, s'il en subsiste, se trouvent sensiblement dans le même cas que le premier exemplaire de la lignée, avant l'aventure. De tels essais se renouvellent. L'occasion les multiplie. Elle les fait incessants et dans des circonstances toujours les mêmes, ce qui rend la répétition des phénomènes plus aisée. La nature a pour complice le temps. Malgré des échecs répétés, la descendance d'un microbe qui s'est essayé sans grand avantage réussit exceptionnellement de minimes progrès.

Que les phénomènes aillent de même manière pour une série de générations, voici une chaîne établie. La presque totalité de telles chaînes se rompt tôt ou tard, le plus souvent tôt. Il suffit que, de temps en temps, au cours des siècles, par suite de facilités de contact entre êtres de la même espèce, la chaîne s'allonge, qu'elle se perpétue pour qu'une maladie soit créée.

Il n'est pas douteux que les choses se soient passées, qu'elles puissent se passer ainsi. Cette adaptation difficile, lente, progressive, longtemps, sinon indéfiniment fragile, explique, sans qu'il soit nécessaire de faire intervenir l'autre mécanisme, la mutation, comment certaines de nos maladies sont apparues. Elle explique, aussi bien, que les difficultés d'une adaptation si chanceuse rendent le nombre des maladies infectieuses limité. On ne concevrait pas que la nature qui ne suit aucun plan puisse réussir souvent une oeuvre, subordonnée à tel point à la répétition des mêmes circonstances.

La maladie qui s'établit par ce lent progrès est donc due à *l'adaptation*, réalisée par merveille, de quelques échantillons du peuple

Charles Nicolle

immense des infiniment petits inoffensifs à l'organisme d'êtres supérieurs. Elle est la conséquence de cet effort permanent, protéiforme, que tout être soutient pour assurer sa perpétuité. C'est un des actes innombrables de conservation de la vie.

L'adaptation d'un microbe à une espèce animale (ou végétale) porte le nom de virulence. E. Rignano n'aurait pas manqué de voir, dans la virulence, une forme de la propriété mnémonique qui caractérise, suivant sa doctrine, les fonctions vitales, donc en quelque sorte un acte de mémoire. Nous chercherons plus tard l'origine et, par conséquent, la signification du phénomène lorsque nous aurons traité de la mutation. La mémoire cellulaire peut expliquer bien des faits. Le terme est, d'autre part, d'un commode emploi. Par cela même, il commande la prudence. Un savant doit préférer d'avouer son ignorance que de la cacher derrière un mot.

Nous n'avons envisagé, jusqu'à présent, que les cas d'adaptation directe d'un infiniment petit à une espèce particulière. Une fois passé à une espèce, le germe, devenu pathogène, peut ne point sortir de cette espèce, s'habituer à elle à un tel point que, même expérimentalement, il ne nous soit pas possible de l'inoculer avec succès à une autre. C'est un cas fréquent quand l'adaptation remonte à une époque très lointaine et que les circonstances n'ont pas permis des essais sur des espèces différentes. Il n'exclut pas la possibilité d'inventer des méthodes pour réussir l'infection d'animaux de laboratoire qui, dans la nature, ne sont jamais atteints. Nous avons rapporté de nombreux exemples de telles acquisitions et insisté sur leur utilité, leur nécessité pour l'étude

Dans d'autres cas, l'action pathogène du microbe s'exerce sur plusieurs espèces. Il y a eu adaptation à une première, puis adaptations successives, plus ou moins rapides, plus ou moins faciles à d'autres. Les espèces, sensibles à un même germe, sont souvent voisines. Cette parenté n'est pas obligatoire. La fréquence des contacts facilite autant pour le moins l'adaptation nouvelle qu'une parenté zoologique (ou botanique). On trouverait difficilement une raison de cousinage entre l'homme et la chèvre qu'associe le microbe de la fièvre ondulante, entre les oiseaux et le lapin, également sensibles au microbe du choléra des poules. D'autre part, le rat et la souris, bien que voisins, se comportent souvent d'une façon sensiblement différente vis-à-vis des mêmes microbes pathogènes. Les petits singes ne sont pas égaux devant le virus du trachome, devant celui de la fièvre jaune. Ne connaissons-nous pas des différences de sensibilité, pour une même maladie, dans les diverses races humaines ?

Parmi les formes que peut revêtir la maladie infectieuse à son origine, faut-il ranger les formes inapparentes ? Il est bien difficile, dans l'état actuel de nos connaissances, de l'affirmer. Les formes inapparentes dont l'existence nous est révélée appartiennent presque exclusivement aux septicémies, c'est-à-dire aux maladies caractérisées par l'envahissement de tout l'organisme par les infra-microbes. Il semble que, dans ces infections, la forme inapparente représente un stade de dégradation, d'effacement de la maladie. On comprendrait mal qu'un agent pathogène qui s'essaie sur un être commence par une invasion générale de cet être. Cependant, il n'y a là rien d'impossible et, d'autre part, à ses premières étapes une infection, d'abord localisée et sans symptômes, peut tenter des généralisations qu'aucun signe ne révèle encore. La syphilis, chez les espèces peu sensibles, ne procède pas, sans doute, d'autre manière. Il faut avouer qu'appliquée aux maladies à germes invisibles, la conception de la forme inapparente, comme premier degré de la maladie à symptômes, paraît, *a priori*, peu admissible.

Il en va tout autrement des cas où une maladie, inapparente dans une espèce, se transmet d'elle à une autre espèce sous forme à symptômes. Ce cas n'est pas exceptionnel. L'extension de nos connaissances en rendra, sans doute, les observations plus fréquentes. Citons, parmi les cas connus aujourd'hui, celui de la fièvre boutonneuse que l'homme tient du chien chez lequel l'infection ne se traduit par aucun symptôme, celui de la spirochétose ictéro-hémorragique qui frappe bruyamment l'homme et dont les réservoirs du virus, le rat et la souris, ne souffrent pas de manière appréciable. Remarquons que, dans ces exemples, nous ne faisons allusion qu'à la forme actuelle de la maladie chez son hôte dissimulé, et que nous ignorons sous quelle forme elle est passée primitivement chez lui. Tout porte à penser que cette forme a été riche en symptômes.

Mention doit être faite encore, dans ce chapitre, de l'adaptation des infiniment petits aux invertébrés qui les transmettront par la suite. Il est bien difficile, sinon impossible, de décider auquel des

Charles Nicolle

deux hôtes, le vertébré sensible ou l'invertébré vecteur (sensible ou non au virus qu'il inocule), s'est adapté d'abord l'agent pathogène. Les spirochètes qui causent les fièvres récurrentes se rapprochent par leurs caractères botaniques d'êtres spiralés saprophytes qui vivent dans la matière organique en décomposition. A ce titre, certains de ceux-ci se rencontrent dans la cavité intestinale des vertébrés. Il est naturel de supposer que, sous l'influence de causes quelconques, banales et multiples, ils peuvent de temps en temps émigrer dans le sang du porteur. Pendant la période d'absorption des aliments qui termine le travail digestif, le passage d'unités microbiennes dans les vaisseaux chylifères et, par eux, dans le sang, est de fréquence physiologique. En cas de maladies entériques, dépouillant de sa muqueuse l'intestin, de maladies générales graves, qui diminuent toutes les forces de défense, au moment de l'agonie où ces forces se perdent, l'envahissement des organes par les microbes intestinaux est fatal.

Si les choses se sont passées de même manière à l'origine des fièvres récurrentes, si le spirochète intestinal est devenu parfois ainsi l'hôte du sang du vertébré, l'invertébré piqueur, suceur ordinaire de ce sang (dans le cas particulier, la tique habituelle du rongeur) a trouvé, dans ce sang, le spirochète ; elle l'y a trouvé, rare sans doute, mais fréquemment. Peu à peu, le spirochète a pu s'adapter à la tique, toléré d'abord par elle, sans virulence encore vis-à-vis du vertébré dont lui-même tire sa première origine, à moins, ce qui est plus probable, qu'il n'ait témoigné pour son nouvel hôte un pouvoir pathogène qui l'a rendu dangereux plus ou moins tôt.

Dans l'exemple des spirochètes récurrents, l'invertébré aurait été, par ordre chronologique, le second hôte. Il serait difficile de soutenir la même opinion en ce qui concerne l'hématozoaire du paludisme. Les formes sexuées qu'on observe dans le sang du malade ne peuvent s'unir, ce qui veut dire qu'il ne peut y avoir fécondation et reproduction durable que dans l'organisme de l'insecte ; l'autre mode de reproduction sans fécondation qui assure la pérennité de l'infection humaine n'étant qu'un pis aller, sans avenir pour la conservation de l'hématozoaire.

À dire vrai, ces opinions, les unes aussi bien que les autres, sont d'une fragilité extrême. L'intérêt qu'on trouve à les examiner est

Chapitre IV : Naissance des maladie infectieuses

qu'elles donnent à réfléchir en attendant qu'un jour, peut-être, elles éclairent.

Inoculé d'abord de toute nécessité par un invertébré, l'agent pathogène peut acquérir, vis-à-vis de son hôte vertébré, une telle adaptation qu'il se transmette ensuite directement d'individu à individu de l'espèce supérieure sans l'intermédiaire de son vecteur ordinaire. C'est ainsi que le flagellé de la maladie du sommeil, le *Trypanosoma gambiense,* qu'une mouche tsé-tsé, *Glossina palpalis,* inocule communément à l'homme, peut passer parfois directement d'un sexe à l'autre, dans notre espèce, par les muqueuses génitales.

Cette constatation jette un jour très probable sur les origines de la syphilis. L'agent de cette maladie, le tréponème, est voisin des spirochètes récurrents. Ceux-ci sont tous convoyés par des invertébrés. L'agent de la syphilis a, sans doute, été transmis primitivement par un articulé piqueur (arachnide ou insecte). L'élément obligé du début de la syphilis, la réaction locale, le chancre induré, rappellerait la lésion d'inoculation par le vecteur primitif, première étape avant l'envahissement de l'organisme. Adapté de mieux en mieux à notre espèce, le tréponème a commencé de réaliser, au bout d'un certain temps, des passages de muqueuse à muqueuse pour ne plus se transmettre, en fin de compte, que par cette voie. Peut-être découvrira-t-on un jour, en Amérique, un invertébré susceptible de transmettre le tréponème de la syphilis, tout au moins de le conserver quelque temps, et qui pourrait être considéré, de ce fait, comme son vecteur primitif.

Il est sage de nous arrêter dans cette voie. Nous y rencontrerions deux obstacles : en premier lieu la longueur si nous entreprenions de prendre l'une après l'autre les maladies infectieuses et de chercher les hypothèses les plus séduisantes pour expliquer leur origine. Le second obstacle, le plus grave, serait que, du fait de leur nombre, chacune de nos hypothèses, en elle-même soutenable, prendrait l'allure dangereuse d'une vie de microbe romancée.

Nous en avons dit assez pour que le lecteur se rende compte de l'opinion qu'on peut se former sur le rôle possible de l'adaptation dans l'origine des maladies infectieuses. Ce rôle n'est pas le seul il n'est peut-être point le principal.

Charles Nicolle

Virulence et Mutation

Nous n'avons eu jusqu'à présent en vue, dans l'acquisition du pouvoir pathogène par les microbes saprophytes, qu'un des moyens que les êtres vivants emploient pour gagner un caractère nouveau : l'adaptation progressive à un autre organisme. Elle est. l'équivalent de l'évolution lente qui cherche à expliquer la succession des formes vivantes dans l'hypothèse transformiste.

Une adaptation lente paraît indiscutable dans l'ordre expérimental. J'en ai cité des exemples. La restitution au microbe du charbon de sa virulence perdue, l'exaltation ultérieure de cette virulence, l'extrême développement par passages de l'action pathogène du streptocoque de Marmorek sont, de ces exemples, les plus connus et les plus démonstratifs.

Tout n'est pas transformation lente dans les opérations de la nature et, quelque grand qu'ait été le nombre des siècles écoulés depuis le début de la paléontologie, ce chiffre inouï d'années paraît insuffisant pour expliquer la transformation des êtres. Aux théories évolutionnistes se sont ajoutées, substituées pour certains, les opinions mutationnistes. La mutation est un changement brusque dans un caractère commun, la disparition d'un tel caractère ou l'apparition d'un caractère nouveau ; de toute façon, une variation importante. On peut se demander si la virulence, l'aptitude à se développer chez. un être supérieur ne peut pas être acquise par l'infiniment petit, non seulement du fait de l'adaptation lente et longtemps réversible que nous avons décrite, mais aussi par une brusque adaptation qui se montrerait héréditaire d'emblée et irréversible, comme le sont les véritables mutations.

Plus encore que l'adaptation lente, une virulence se révélant d'un seul coup échapperait à notre investigation, aussi bien dans les faits d'observation présente que dans les archives du passé. La maladie nouvelle se révélerait plus vite ; nous ne pourrions cependant la reconnaître dès les premiers cas. Or, c'est le premier cas seul, dans toute hypothèse, qui aurait valeur démonstrative.

Abandonnons donc, sans espoir de jamais la résoudre à la lumière de mutations naturelles constatées par nous, la question de l'origine première des maladies infectieuses. Contentons-nous de chercher si l'on a connaissance de faits de mutation, survenus dans les caractères des agents pathogènes des maladies. Le chapitre est nouveau, presque inédit. Si nous parvenons à découvrir quelques faits de mutation, si rares qu'ils soient, leur signification au point de vue général sera d'importance.

L'étude de la vaccine nous offre des faits indiscutables de développement brusque d'une modalité nouvelle de la virulence. Le premier connu de ces accidents est lié à la découverte de la vaccine. Il emprunte, par là même, une certaine obscurité au recul du temps et à l'incertitude des conditions exactes de la découverte.

Il semble bien que Jenner ait isolé la souche primitive de la vaccine d'une maladie du cheval, le horse-pox. Passé, depuis lors, régulièrement, de génisse a génisse, le virus de Jenner constitue le vaccin qui protège l'homme contre la variole. Nul ne saurait dire d'où venait, avant le cheval, le produit qui a fait ensuite tant de passages sur génisses, comme dans notre espèce. Ce qu'on sait, c'est que, depuis Jenner, jamais on n'a retrouvé le horse-pox ou le cow-pox (vaccines naturelles du cheval et de la vache), au moins de façon certaine. Le virus vaccinal est si répandu par le monde, du fait de son emploi journalier, que l'on peut attribuer les cas, considérés comme spontanés dans les espèces chevaline et bovine, à une contamination de l'animal par la vaccine de la génisse ou de l'homme.

Or, Chaumier semble bien avoir réalisé, en dehors de toute contamination vaccinale, l'inoculation de la variole à l'âne. Par passages ultérieurs à la génisse, il a obtenu une vaccine identique, dans son action préventive, aux autres vaccines qui proviennent toutes, en définitive, du premier produit recueilli par Jenner.

L'expérience de Chaumier aurait donc répété le phénomène naturel qui se serait produit au moment de la découverte de la vaccine. Cette importante transformation de virus enseigne, tout d'abord, qu'il y a identité d'origine entre la variole et la vaccine, ensuite que, du fait d'un seul passage par l'âne, le virus variolique a subi, entre les mains de Chaumier, une brutale modification qui l'a transformé en vaccine. Au lieu de donner à l'homme une maladie générale très grave, avec éruption étendue, il lui donne une maladie réduite à des pustules locales, avec un minimum de symptômes, et qui

Charles Nicolle

protège contre la variole.

Voici donc, du même coup, semble-t-il, la nature de la vaccine dévoilée et un fait de mutation de la virulence prouvé. Mais laissons de côté ce fait qui laisse encore quelques doutes.

L'étude expérimentale de la vaccine nous en offre un autre qui n'est pas discutable. Le virus de la vache, inoculé au lapin, acquiert, dès son premier passage par cet animal, des propriétés nouvelles. Il donne à l'homme des pustules hémorrhagiques et il détermine, plus souvent que le virus vaccinal ordinaire, un érythème généralisé. Il semble bien démontré, en outre, ainsi que A. Netter l'a fait judicieusement remarquer, que, depuis qu'on emploie, dans la majeure partie des instituts vaccinogènes, la méthode de passage de la lymphe vaccinale par lapin afin de purifier les semences, le virus de la vaccine offre une tendance fâcheuse à envahir l'organisme et à se fixer sur l'encéphale.

Il est logique de penser que la découverte de la méthode de vaccination contre la rage est due à l'heureuse et secrète intervention d'une mutation. Pasteur attribuait la transformation, obtenue par lui, du virus rabique en vaccin à l'action atténuante de la dessiccation sur le virus, contenu dans la moelle du lapin inoculé. On sait aujourd'hui que cette atténuation est une apparence, que la diminution de la virulence consiste, tout d'abord, dans un appauvrissement progressif en virus du tissu desséché. Dans sa systématique recherche d'un procédé d'atténuation du microbe, Pasteur n'avait pas tenu compte de deux autres faits qui, avec la raréfaction des germes, entrent en ligne dans l'action inoffensive et bienfaisante du vaccin : l'inoculation du produit dans le tissu sous-cutané, c'est-à-dire le changement de tissu imposé au virus ; le passage par un organisme nouveau, celui du lapin. Nous pensons que c'est le passage par le lapin qui a conféré au virus de Pasteur les propriétés qui le caractérisent.

Aujourd'hui, la méthode pastorienne de traitement de la rage ne donne plus les mêmes résultats qu'au début de son emploi, il y a près d'un demi-siècle. Les nombreux passages par lapin qu'on a fait subir au virus ont diminué sa virulence et, sans doute, parallèlement, ses propriétés vaccinales. Aujourd'hui, tous les Instituts Pasteur emploient un virus plus actif. Certains ont songé à recommencer l'expérience de Pasteur en reprenant le virus sur un chien naturellement infecté et en lui faisant subir de nouveaux passages par lapin. Cette méthode, tentée dans quelques instituts, paraît avoir été abandonnée faute de résultats. Le fait était à prévoir et l'expérience pouvait être dangereuse. Rien ne nous assure, en effet, que la transformation doive se passer pour tous les virus rabiques comme elle s'est passée avec le virus de Pasteur. Si Pasteur, au lieu d'être, par son origine, étranger à la pratique médicale, avait été médecin, il n'aurait jamais osé inoculer à l'homme un produit dans lequel son génie lui faisait deviner un remède, mais qui, si ce génie avait fait fausse route (le génie découvre plus de faux chemins que de vrais), exposait le sujet, tous les sujets vaccinés, à contracter une rage expérimentale. Il serait à craindre qu'en reprenant exactement la méthode de Pasteur avec un virus nouveau, recueilli sur un chien des rues, nous allions à une catastrophe. Nous y irions presque sûrement si la transformation du virus de Pasteur en vaccin était due à une mutation. Le propre des faits de mutation est leur caractère exceptionnel. Cherchés de nouveau, dans des conditions qui semblent identiques aux premières, il est presque inconcevable qu'ils puissent se répéter.

Nous avons, avec Et. Burnet puis M. Balozet, tenté de résoudre le problème en nous servant du virus même de Pasteur, tel qu'il est employé dans notre laboratoire au traitement de la rage, et en le faisant repasser de chien à chien par inoculations intracérébrales successives.

Après plus de cent passages, le virus n'a pas recouvré les caractères qu'il présentait au moment où Pasteur l'a isolé ; il en a pris d'autres, inédits. Cette irréversibilité d'une propriété acquise caractérise en biologie les faits de mutation. Nous avons donc tout lieu de penser, surtout après cet essai infructueux, que la transformation du virus rabique en vaccin par passages sur le cerveau du lapin est un fait du même ordre.

Nous pourrions ajouter d'autres exemples à ceux qu'enseigne l'examen des vaccins de la variole et de la rage. Ce que nous en avons dit suffit à prouver que la virulence des microbes peut subir de brusques variations dans le sens d'une activité plus grande.

Ces faits ne sauraient toutefois démontrer, à eux seuls, que le passage d'un germe de l'état saprophytique à l'état pathogène ait été réalisé, puisse se réaliser de la même manière. Ils donnent seulement à penser que cette transformation brusque, cette mutation, est possible. Si elle s'est réalisée parfois au cours des siècles, elle a joué son rôle dans la production de certaines maladies infectieuses, comme elle pourra en jouer un pareil dans l'apparition de maladies nouvelles. La démonstration directe de cette hypothèse nous échappe ; elle nous échappera, sans doute, toujours. Il est, au contraire, indubitable que l'adaptation progressive d'un organisme à un autre est un fait courant d'observation, et il est infiniment probable qu'un même mécanisme a joué dans l'apparition des maladies infectieuses.

Cependant, nous retrouvons ici la même objection vis-à-vis de la théorie de l'acquisition de la virulence par les germes saprophytes que rencontrent, pour expliquer l'apparition d'êtres nouveaux, les théories purement évolutionnistes. On conçoit que, progressivement, par suite de conditions constantes et favorables, certaines propriétés de l'être se modifient dans un sens, et qu'il en puisse résulter à la longue un certain changement. Ces lentes modifications sont fragiles ; le plus petit obstacle arrête l'effort de longues générations, la plus petite différence dans une condition dévie la direction jusque-là suivie ; ce que l'adaptation a réalisé est longtemps, indéfiniment, qui sait toujours peut-être, réversible. On ne conçoit pas l'acquisition d'une propriété nouvelle, importante, par un mécanisme aussi délicat. D'autre part, on comprend facilement la perte du pouvoir pathogène, le retour à l'état saprophytique avec la théorie de la mutation.

Le changement est la loi de la vie. Les deux tendances, la brusque, la lente ont, sans doute, l'une et l'autre leur rôle. Peut-être, entre les deux, y a-t-il place à un mode intermédiaire, rapide et cependant réversible, une mutation plus fragile à laquelle on pourrait donner le nom de *mutée*.

L'avenir, c'est-à-dire des observations plus nombreuses et des progrès nouveaux dans nos connaissances, pourront mieux fixer, nous l'espérons, la part de chacun des phénomènes dans la transformation d'un germe saprophyte en agent de maladie.

Nous n'en avons pas fini, d'autre part, avec l'étude des phéno-

Chapitre IV : Naissance des maladie infectieuses

mènes de mutation chez les agents pathogènes. Il nous faudra tenter d'expliquer le phénomène de la brusque variation. Bien des points sont à fixer encore avant le moment où nous pourrons nous essayer à ce problème plus clairement, quoique avec une témérité très grande encore.

Aptitude pathogène naturelle de certains microbes

Il ne faudrait pas considérer comme une mutation le fait qu'un microbe qui ne s'était jamais trouvé, jusque-là, en contact dans la nature avec une espèce animale, montre d'emblée une virulence, parfois très haute, lorsque nous l'inoculons à un individu de cette espèce. Nous avons vu qu'il en avait été ainsi de nombreux microbes d'origine européenne, lorsqu'on les a inoculés pour la première fois au cobaye qui n'avait jamais pu les rencontrer dans son existence américaine : microbes du charbon, de la tuberculose, de la peste, du typhus exanthématique, etc. Ce fait, fréquent dans nos expériences, se passe tout aussi bien, quoique souvent à notre insu, dans la nature, lorsqu'une espèce animale est importée dans un pays nouveau. Elle y contracte fréquemment les maladies des espèces autochtones.

Aucun essai négatif antérieur n'ayant, par définition, été réalisé dans ces cas, il n'a pu s'y produire ce ,changement subit de la virulence dans lequel nous faisons consister la mutation. D'autre part, il n'y a pas, dans ces conditions, apparition impromptue du pouvoir pathogène, mais simple révélation, pour une nouvelle espèce, de ce pouvoir, déjà constaté vis-à-vis d'autres êtres. Ce serait cependant un tort de considérer ces faits comme définitivement négligeables dans la question qui nous occupe. Ils ont peut-être, pour la solution de l'origine des maladies, une signification que nous ne soupçonnons pas.

On peut, d'autre part, en rapprocher l'action pathogène des microbes du sol, si importante pour les graves complications qu'apporte la souillure des plaies profondes, anfractueuses par la terre végétale.

Un bon nombre de ces microbes ont eu, dans un récent passé, des contacts avec l'organisme des animaux, en particulier avec leur intestin. Ce sont, à la fois, des microbes du sol et des microbes des selles. A ce dernier titre, ils ont pu acquérir, du fait de leur vie chez l'animal, des propriétés d'accoutumance qui facilitent pour eux le développement d'un pouvoir pathogène. D'autre part, même dans le tube digestif, ces infiniment petits se montrent souvent des désintégrateurs inoffensifs des matières albuminoïdes. Lorsque certains d'entre eux déterminent les redoutables accidents dont les plaies se compliquent, phlegmons, abcès gazeux, les phénomènes se passent comme s'ils acquéraient subitement, à la faveur des circonstances, des propriétés pathogènes.

Il se peut donc qu'il y ait des microbes, doués naturellement de la faculté de vivre et de se multiplier dans nos tissus, c'est-à-dire pathogènes d'emblée.

Modifications morphologiques des bactéries en rapport avec l'acquisition et le développement de la virulence

Les variations naturelles, observées chez les êtres vivants supérieurs, celles que les expérimentateurs se sont efforcés de provoquer artificiellement dans les mêmes espèces, sont surtout d'ordre morphologique apparent. Des modifications intimes peuvent tout aussi bien se montrer spontanément ou bien être déterminées par un artifice. Elles demeurent difficilement appréciables et, par conséquent, elles échappent à notre attention le plus souvent. Il est possible que certaines de ces modifications intérieures entraînent les variations de forme que nous constatons. D'autres, au contraire, les suivent sans doute. Un être, différent de celui dont il provient, s'il ne périt pas du fait d'une variation trop grande, s'adapte aux nouvelles conditions et montre, à la suite, des aptitudes nouvelles, elles aussi. De telles variations dans l'instinct, dans l'intelligence, nous échappent. Quel que soit leur départ, elles existent. Nous ne pouvons nous faire aucune idée de ce départ, même chez l'être où il serait le plus intéressant de la connaître, chez l'homme. Il serait sans doute excessif d'affirmer que l'apparition du raisonnement logique dans certaines races est un phénomène de mutation. Cependant c'est l'explication qui paraît la plus plausible.

Or ce domaine presque inexploré et difficilement explorable chez les êtres supérieurs est le seul dont il semble que nous nous soyons occupés jusqu'à présent chez les infiniment petits. Qu'est, en effet, le pouvoir pathogène, l'aptitude à envahir les organismes supérieurs, à vivre chez eux, sinon, du moins au premier abord, un caractère intérieur, intime, que tout porte à ranger, à côté des appétits, des désirs, des habitudes, c'est-à-dire loin des phénomènes tangibles. Cette aptitude nous apparaît, d'autre part, comme un fait accidentel, particulier, dont la signification et l'importance ne seraient pas plus grandes que celles du pouvoir ferment, par exemple. L'intérêt que nous lui portons ne serait-il pas commandé par le point de vue auquel nous nous plaçons, le point de vue de l'hygiéniste et du médecin ?

Ce serait commettre une grave erreur que de le croire. L'aptitude pathogène, pour difficile qu'elle soit à localiser, même à comprendre, est le caractère essentiel des agents qui causent les maladies infectieuses. Chez les plus évolués de ces agents, chez ceux qui ont perdu toute faculté de se développer en dehors de l'organisme des êtres supérieurs et, souvent, en dehors d'une seule espèce, l'aptitude pathogène commande l'existence de l'infiniment petit. Elle remplit chez lui la fonction la plus éminente. Elle se confond avec sa vie.

Toute autre variation, qu'elle conditionne ou suive celle-ci, devait donc nous apparaître, jusqu'à présent, comme secondaire. D'autre part, les modifications morphologiques des microbes sont bien difficiles à reconnaître et a suivre en raison de la simplicité de structure de ces êtres, et la diversité des formes se montre à la fois faible dans l'ensemble et multiple pour certains microbes. Chez les invisibles, toute donnée de cet ordre nous échappe. Nous pouvons penser des inframicrobcs qu'ils n'ont de réel que leur action pathogène. Est-ce à dire que nous ne devions pas chercher, chez les agents visibles de nos maladies, les rapports de la forme et de la virulence ? Est-ce à dire que nous ne devions pas chercher du côté de microbes visibles les formes premières des inframicrobes ?

Ce problème est celui que nous nous poserons tout d'abord.

Charles Nicolle

Origine des inframicrobes [1]

Je ne crois pas qu'on puisse mettre en doute l'opinion commune que les microbes pathogènes, c'est-à-dire les agents visibles des maladies infectieuses, ont leur origine dans les microbes inoffensifs ou saprophytes. L'ensemble des microbes pathogènes constitue un groupe bien restreint à côté de la nation immense, illimitée, des microbes sans virulence. Quelques-uns de ceux-ci ont acquis, au cours des siècles, soit par adaptation lente et progressive, soit par un phénomène brusque de mutation, l'aptitude à se développer dans les organismes supérieurs. Ces microbes ont été la souche des germes pathogènes visibles.

D'où sont sortis les agents pathogènes invisibles, les inframicrobes ? La première explication qui vienne à l'esprit est qu'ils tirent, aussi, leur origine d'êtres pareils à eux-mêmes et inoffensifs ; c'est-à-dire qu'ils proviennent d'inframicrobes saprophytes. Or, tandis que nous connaissons un nombre incalculable de microbes saprophytes, nous n'avons pas notion qu'il existe des saprophytes invisibles.

On serait, tout d'abord, tenté de considérer comme tels les bactériophages. Rien ne nous autorise à voir, dans ces corps singuliers, des êtres vivants autonomes. J. Bordet en fait de simples principes et il leur refuse les attributs de la vie. E. Wollman, qui leur accorde une nature vivante, les compare aux supports mendéliens et leur donne, pour origine, la cellule microbienne qu'ils lysent. D'autres, allant plus loin, y voient une forme filtrante de ces bactéries. Nul auteur, par conséquent, ne leur reconnaît le caractère d'inframicrobes saprophytes, desquels pourraient être rapprochés les hypothétiques ancêtres invisibles et inoffensifs des invisibles pathogènes. Si même il était prouvé qu'il s'agit, dans leur cas, d'êtres vivants, les bactériophages n'auraient pu apparaître, dans le temps, avant les bactéries en l'absence desquelles ils ne sauraient vivre et, sans doute, en dériveraient-ils.

Qu'on ne nous objecte pas que l'ignorance où nous sommes de l'existence d'inframicrobes saprophytes vient de notre impuissance

---

1 Les « inframicrobes » , ainsi que les nomme Ch. Nicolle, correspondent à ce que nous dénommons « virus » (*note de la rédaction des Classiques des sciences sociales*)

à les mettre en évidence. S'il existait des germes invisibles non pathogènes, nous les aurions décelés depuis longtemps en constatant l'altération des milieux de culture par les filtrats de produits organiques divers. On aurait vu, on verrait ces milieux subir, de ce fait, des transformations analogues à celles que nous constatons lorsqu'ils se trouvent souillés par des germes visibles : fermentation des substances sucrées, coagulation du lait, liquéfaction de la gélatine, putréfaction, modifications de la réaction, etc. Rien de cela, qui serait d'observation journalière, n'a jamais été constaté.

Il n'existe donc, de germes invisibles, que les inframicrobes pathogènes. Or, comme il faut, de toute nécessité, qu'ils soient apparus après les espèces animales qu'ils infectent et que, d'autre part, il serait insensé [1] de penser qu'ils ont tiré, de celles-ci leur origine, force nous est de conclure qu'ils sont issus des êtres visibles des plus voisins d'eux-mêmes, les microbes,

1° La conception de l'origine microbienne des germes invisibles est ancienne dans notre esprit. Elle nous.est venue de nos constatations sur l'évolution des spirochètes de la fièvre récurrente mondiale.

Nous rappelons que ces spirochètes, absorbés par le pou avec le sang des malades, disparaissent très vite de l'organisme de l'insecte. Après une douzaine d'heures, on n'en constate plus trace. Ils se sont résolus en granules invisibles dont le développement aboutit après 6 à 8 jours, à la formation d'autres spirochètes de dimensions d'abord petites qui atteignent bientôt la taille des spirochètes ordinaires du sang, puis la dépassent. Or, si l'on sacrifie les poux, qu'on les broie et qu'on inocule le produit du broyage à un animal sensible (singe), voici ce qu'on observe :

Du lendemain du repas infectant aux environ du cinquième jour : infection inconstante des animaux inoculés,

Vers le sixième jour, c'est-à-dire ~au moment même où les spirochètes nouveaux paraissent ; mieux encore, dans le moment qui précède leur apparition : infection constante.

Ensuite, à mesure qu'on s'éloigne de cette date, l'inconstance des résultats se retrouve et, finalement, vers le vingtième jour, au mo-

---

1 Nous ne disons pas impossible. Aucune supposition, même absurde pour notre raison, ne saurait être écartée lorsqu'il s'agit d'actes de la nature.

Charles Nicolle

ment où le pou ne présente dans le sang que des spirochètes de forte taille, le produit de son broyage ne détermine plus l'infection.

Sitôt que nous avons reconnu ces faits, il nous est apparu que la virulence du spirochète est facteur du stade où il se trouve dans son évolution. C'est la forme la plus jeune, la forme à peine visible, pour mieux dire *primavisible,* qui constitue l'élément le plus virulent. Peut-être même est-elle le seul élément virulent ; car, plus tard, chez le pou, à côté des formes adultes restituées, il s'en rencontre de trop petites pour être vues, et les résultats positifs qu'on observe parfois à la suite de l'inoculation d'insectes, porteurs de spirochètes typiques, peut relever de la présence, invérifiable, de ces formes invisibles virulentes.

Nous avons donc été amené, par nos constatations, à opposer, l'une à l'autre, les deux formes du spirochète récurrent mondial : la forme spirillaire visible, dépourvue ou mal pourvue de virulence et la forme invisible ou *primavisible* à laquelle est lié le pouvoir pathogène le plus fort ; et nous avons été conduit à formuler que le spirochète se reproduit de deux manières : par division transversale, à la façon de toutes les bactéries ; par transformation en granules qui redonnent plus tard des spirochètes. Le premier de ces modes représente, pour nous, le type ancestral, la bactérie originelle, saprophyte, de laquelle est sorti le spirochète ; le second, un type dérivé, évolué, adapté à la vie pathogène.

Nous nous sommes ensuite demandé si les constatations que nous venions de faire sur le spirochète récurrent mondial pouvaient être étendues aux autres spirochètes récurrents, à d'autres bactéries, à toutes les bactéries, aux autres microbes pathogènes et si, par conséquent, nous ne retrouverions pas, chez partie ou totalité de ces êtres, l'existence et la même signification des deux formes.

2° Il n'est pas, tout d'abord, inutile de rappeler que les formes visible et invisible se rencontrent, en ce qui concerne le spirochète récurrent mondial, aussi bien chez les espèces supérieures qu'il infecte que dans l'organisme du pou. Chez elles, comme chez l'insecte, les spirochètes se reproduisent par transformation en granules. La multiplication par division transversale n'a été observée que dans le sang. Elle était considérée, autrefois, comme le seul mode de reproduction.

La division transversale n'est pas si rapide qu'on puisse lui attribuer uniquement la prodigieuse pullulation des spirochètes dès le début de l'infection. Le passage de granules innombrables, sorte de poussière invisible, à l'état de microbes adultes, explique encore mieux cette folle multiplication.

Une preuve indirecte nous paraît découler de ce que l'observation nous montre dans une goutte de sang, recueillie tout au début de l'infection spirochétienne et déposée dans de la vaseline stérile. Au stade initial de la maladie, les spirochètes en circulation sont ou absents ou tout à fait exceptionnels. L'examen de la goutte de sang, ou bien n'en montre pas, ou bien n'en montre que de rarissimes. Or, la même goutte, vaselinée, portée à l'étuve et examinée une douzaine d'heures plus tard, foisonne de spirochètes typiques. Ces innombrables spirochètes nouveaux ne proviennent pas, selon nous, des exceptionnels et douteux spirochètes que présentait le sang circulant ; ils proviennent des myriades de granules que ce sang contenait et qu'il ne nous avait pas été possible de reconnaître.

De même, lorsque la période intercalaire entre deux accès a pris fin et qu'un nouvel accès se déclare, en même temps qu'un nombre important de spirochètes surgit de nouveau dans le sang, ce n'est pas par la division transversale des rares éléments qui ont échappé à la destruction, contemporaine de la crise, et dont l'examen microscopique le plus attentif ne montre qu'exceptionnellement la présence que l'infection nouvelle s'établit. C'est par la transformation de ces éléments en granules innombrables qui redonnent d'innombrables spirochètes virulents.

Les mêmes phénomènes s'observent dans toutes les fièvres récurrentes. La récurrence, caractéristique clinique de cette famille pathogène, relève donc de l'évolution de son agent. En un mot, c'est la récurrence du spirochète qui détermine la récurrence de la fièvre.

L'agent de la syphilis, le tréponème, présente, lui aussi, des formes invisibles. Il y a tout lieu de penser qu'il accomplit, dans certains organes, un cycle évolutif par lequel il passe de la forme spirochétienne à l'invisible avec retour, de celle-ci, à la forme de tréponème.

3° L'existence de formes granuleuses a été reconnue formellement chez quelques bactéries, en particulier chez les bacilles tuberculeux et chez le bacille de la lèpre qui appartiennent à une même famille bactérienne. Découvertes par Fontès, considérées par Monckeberg, le premier, connue facteurs possibles de la transmission intraplacentaire de la maladie, leur importance, au point de vue pathogène, a été particulièrement mise en évidence par A. Calmette et ses élèves.

Il ne semble pas, toutefois, qu'il y ait lieu d'étendre au bacille tuberculeux l'opposition de qualité virulente que nous avons établie, à propos du spirochète récurrent, entre la forme visible et, la forme bacillaire. Les deux formes, chez le bacille de Koch, sont douées de virulence. Cette virulence n'est pas égale, ou plutôt, il ne paraît pas qu'elle soit du même type pour l'une et pour l'autre de ces formes. Il est vrai que l'on peut faire, aux conclusions des auteurs, cette critique que, s'il est aisé d'obtenir par filtration la forme granuleuse sans la bacillaire, nous ne connaissons aucun procédé qui nous doline la forme bacillaire, affranchie de la granuleuse. Il semble bien que celle-ci puisse naître à tous moments de la première. D'autre part, les granules tuberculeux présentent un certain volume : la plupart d'entre eux, sans doute, sont visibles. Il n'en passe donc qu'un nombre restreint à travers les bougies poreuses, Il n'est pas, en conséquence, surprenant que le filtrat, pauvre en germes, montre moins d'activité virulente que des cultures, même diluées. Contentons-nous de constater que le bacille tuberculeux offre les deux modes de multiplication des spirochètes : la division transversale et la transformation en granules, et que cette dernière forme est pathogène.

Le cas du bacille lépreux est plus intéressant. On n'avait pas attaché, jusqu'à ces derniers temps, à ses formes granuleuses l'importance et la signification qu'elles méritent. Les auteurs avaient bien signalé, depuis Hansen, que la plupart des bacilles, contenus dans les cellules lépreuses, sont constitués par un chapelet de granules. On voyait, dans ces bactéries granuleuses, des formes en voie de dégénérescence. Cette opinion n'est pas recevable. Comment concilier, en effet, l'évolution des lésions où ces formes sont si fréquentes avec l'hypothèse d'une destruction générale, aisée, du microbe envahisseur ? N'est-il pas plus logique d'admettre que de tels aspects figurent une multiplication par granules ?

Cette interprétation est d'autant plus vraisemblable qu'à côté des microbes granuleux, on trouve, dans les mêmes cellules lépreuses, des paquets bacillaires, constitués par de très nombreux microbes lépreux, serrés intimement les uns contre les autres, jeunes (car ils sont avides de couleur), contemporains, et qui, du fait de leur situation parallèle, n'ont pu naître d'une division transversale, Les formes de division transversale sont, d'ailleurs, exceptionnelles dans les lésions lépreuses.

Tout se passe donc, en ce qui concerne le microbe de la lèpre, comme si sa seule forme active, agressive, était le granule ; la forme bacillaire ne représentant qu'un stade, destiné à se résoudre rapidement en une poussière de granules.

4° De ces exemples, spirochètes, bacilles tuberculeux et lépreux, auxquels on pourrait joindre quelques autres, nous sommes autorisés à conclure que les bactéries pathogènes peuvent, dans certaines conditions, présenter deux formes de reproduction : la division transversale qui est le mode ancestral, celui par lequel se multipliait la bactérie saprophyte dont le microbe pathogène est issu ; la transformation granuleuse à laquelle est liée plus spécialement ou exclusivement la propriété virulente. On conçoit que, des deux modes, le second soit infiniment plus capable de déterminer l'invasion rapide des organismes supérieurs et, par là, plus apte à causer l'infection. La division transversale, si accélérée soit-elle, ne saurait assurer la multiplication des germes que par progression géométrique. La reproduction par granules fait passer l'assaillant de l'unité primitive à des dizaines, des centaines d'individus dès la seconde génération. Il suffit donc d'un nombre limité de générations successives pour que la postérité d'une seule cellule microbienne monte à des chiffres incommensurables. Seul, ce mode de multiplication est de nature à nous expliquer qu'un organisme puisse être, en quelques heures, envahi par une telle pullulation de germes que la plus petite fraction de tous ses tissus se montre virulente à une invraisemblable dilution.

Or, qu'est la forme granuleuse autre qu'un inframicrobe ? Qu'on suppose cette forme devenue le seul mode de reproduction de la bactérie par suite d'une adaptation si parfaite à l'organisme envahi que le passage à la forme bactérienne ne se réalise plus, un inframicrobe pathogène se trouvera individualisé et l'on aura de la peine, le rencontrant dans la nature, à rétablir son origine microbienne.

Charles Nicolle

5° Si les inframicrobes autonomes tirent leur origine de microbes visibles, l'adaptation aux organismes animaux n'a pu se faire, pour tous ces germes, de façon contemporaine, ni même de façon identique. Nous devons donc trouver, parmi les inframicrobes, des stades, des formes de passages. En d'autres termes, notre conception exige, pour être admise, que nous rencontrions, dans la série des inframicrobes, des échantillons régulièrement liés aux formes bactériennes et des échantillons ne redonnant plus qu'exceptionnellement ces formes ; ces stades conduisant aux inframicrobes autonomes, caractérisés par la perte de tout lien avec les états ancestraux. Cette échelle, ces degrés différents d'association des deux formes, malgré la jeunesse de notre conception, l'observation semble bien les offrir.

Rappelons, tout d'abord, le cas du spirochète récurrent mondial. Aucune discussion possible ; la démonstration est faite. Les deux formes de multiplication existent. Le, spirochète adulte représente la forme primitive, l'ancêtre saprophyte ; le granule, l'élément évolué, ayant spécialisé en lui la fonction pathogène. Il est évident qu'actuellement la forme bactérienne (spirillaire) n'a plus qu'une importance secondaire et qu'elle tend à s'effacer devant la granuleuse.

Cet effacement est plus avancé pour les spirochètes transmis par des tiques. La preuve en est que ces spirochètes sont infiniment plus rares dans le sang des hommes, naturellement atteints de ces maladies, que chez ceux que frappe la fièvre récurrente mondiale. Dans les récurrentes à tiques, la plupart des spirochètes sanguins n'évoluent pas jusqu'à la forme spiralée ; ils demeurent au stade granuleux et se multiplient à ce stade. Le nombre des granules est, sans doute, élevé dans le sang puisque la plus petite trace s'en montre virulente. Leurs dimensions inframicroscopiques ne permettent pas de les reconnaître. On ne reconnaît que ceux qui ont atteint le stade visible, c'est-à-dire l'exception.

6° Des exemples plus poussés nous sont fournis par les maladies infectieuses dans lesquelles un microbe particulier se trouve lié à un virus spécial, c'est-à-dire à un inframicrobe pathogène spécifique avec une telle constance que ce lien, tout au moins, s'impose à notre attention. Point de scarlatineux qui ne présentent, dans leur gorge, un streptocoque hémolytique ; point de cas de grippe sans

Chapitre IV : Naissance des maladie infectieuses

présence du bacille de Pfeiffer dans les secrétions. Et, cependant, en face de ce lien qui semble bien indiquer que ces deux bactéries sont les agents des maladies dans lesquelles on les, rencontre avec cette constance, il y a ce fait déconcertant que l'inoculation des cultures se montre incapable de reproduire scarlatine et grippe. Incapable est peut-être un terme exagéré ; car, dans quatre expériences, l'inoculation du streptocoque hémolytique a été suivie de l'éclosion d'une scarlatine et certains, expérimentateurs ont présenté de mêmes faits concernant le bacille de Pfeiffer.

En l'absence de la preuve expérimentale indiscutable, impliquant le rapport de cause à effet entre le streptocoque hémolytique et le bacille de Pfeiffer d'une part, la scarlatine et la grippe de l'autre, on a cherché des raisons banales pour expliquer la fatalité qui les assemble. Les streptocoques et le groupe de microbes qu'on confond sous le nom de bacilles de Pfeiffer sont des hôtes fréquents de la surface de nos muqueuses (conjonctives, voies respiratoires et arrière-gorge). Leur présence, chez les scarlatineux et grippés, ne serait que la conséquence de cette fréquence. Les streptocoques ne constituent-ils pas les agents les plus communs des infections secondaires, non seulement de la scarlatine, mais de toutes les fièvres éruptives et, tout aussi bien, de la grippe ? Le bacille de Pfeiffer, quoique doué de propriétés pathogènes moins nettes, ne se comporte-t-il pas sensiblement de même ?

Ces explications ne me convainquent pas. Le lien, l'association, sont trop constants pour que nous y voyons un simple effet des circonstances, si favorables qu'elles paraissent. Ce n'est pas n'importe quel streptocoque que l'on rencontre chez les scarlatineux, mais toujours un streptocoque d'un même type, un streptocoque hémolytique. D'autre part, si exceptionnels qu'aient été les résultats positifs de reproduction de la scarlatine avec des cultures de streptocoque venant de scarlatineux, ils n'en ont pas moins une valeur.

Ne peut-on pas trouver à l'immunité ordinaire des sujets vis-à-vis de nos tentatives une explication naturelle ? Partant de cette hypothèse que l'agent inconnu de la scarlatine et le streptocoque hémolytique ont des antigènes communs, G. F. et G. H. Dick ont préparé un extrait de ce streptocoque qu'ils emploient pour reconnaître si un individu déterminé présente ou non l'immunité à la scarlatine. La réaction des Dick montre que le nombre des indivi-

Charles Nicolle

dus réfractaires est souvent élevé, surtout dans les classes pauvres des villes et chez les enfants qui ont séjourné longtemps à l'hôpital. Ne peut-on pas admettre que cette immunité est due à une atteinte antérieure fruste, sans caractère particulier, à une angine banale, par exemple, ou bien à une infection inapparente par ce streptocoque si répandu ? Seuls, conserveront la sensibilité à la scarlatine les sujets qui ont échappé à la contamination générale, ceux qui ont perdu l'immunité, acquise dès le très jeune âge, et ceux chez qui cette immunité n'a pu s'établir. La pratique d'une méthode analogue à celle des Dick, mais infiniment plus claire, la méthode de Schick, dans laquelle on emploie la toxine du bacille diphtérique au diagnostic de la sensibilité à la diphtérie, montre qu'il est des sujets réfractaires à toute immunisation vis-à-vis de cette dernière maladie.

Le lien qui unit un microbe et un virus, comme dans le cas de la scarlatine et de la grippe, s'expliquera plus logiquement que par une simple coïncidence, si l'on admet que le virus (l'inframicrobe) représente la forme granuleuse (dans les deux cas cités, invisible) de la bactérie, constamment associée à lui. Cette forme granuleuse se manifesterait seulement dans l'organisme ; et ce serait à elle seule que se trouverait attachée la fonction pathogène spécifique. L'inframicrobe scarlatineux serait donc une forme invisible du streptocoque hémolytique, l'inframicrobe grippal une forme invisible du bacille de Pfeiffer.

7° Nous allons examiner à présent un cas dans lequel ce n'est que par exception que la forme bactérienne ancestrale se révèle à nous. L'agent du typhus exanthématique ne nous est connu que par une forme, non pas invisible, mais de dimensions singulièrement petites, la rickettsia.

On sait, d'autre part, la curieuse propriété que présente le sérum sanguin des malades atteints de typhus, d'agglutiner les cultures d'un B. proteus particulier. Ce microbe, le *B. proteus X 19* n'a été isolé, dans notre espèce, que chez des malades atteints de typhus (il est vrai qu'on ne l'a isolé que de façon exceptionnelle). La première opinion qui vienne à l'esprit, pour expliquer ses rapports avec le virus exanthématique, c'est que le *B. proteus X 19* est l'agent pathogène du typhus. Or si ce germe est doué de propriétés pathogènes, ces propriétés, communes avec tous les autres proteus, sont banales ; l'inoculation des cultures ne permet pas de reproduire le typhus chez les animaux sensibles.

L'argument cesse d'être valable et les relations de microbe à virus s'expliquent si l'on admet, suivant notre conception, qu'ont énoncée avant nous, dans ce cas particulier, B. Weigl et Fr. BreinI, que l'agent pathogène du typhus, la richettsia, est une forme du *B. proteus X 19*. Nous ne dirons pas que c'est sa forme granuleuse, puisqu'elle se présente sous l'aspect. d'une microbactérie ; disons qu'elle en est une forme particulièrement réduite.

A cette forme est liée la fonction pathogène spéciale. La forme originelle, la seule qu'on obtient en culture, la grosse bactérie, n'offre que de banales propriétés offensives. La communauté de la propriété agglutinable [1] entre le virus et la bactérie s'expliquerait par la parenté des deux germes.

A l'appui de cette opinion, on peut citer encore deux faits : le seul animal chez lequel on a isolé dans la nature le B. proteus X 19 est le rat, et le rat, nous l'avons vu, est le réservoir naturel d'un virus typhique ; il n'est pas exceptionnel d'isoler le *B. proleus X 19* de l'organisme des cobayes, inoculés du virus (B. Feijgin et H. Sparrow).

8° On admettra que nous en avons assez dit pour que notre conception paraisse claire et que la critique reconnaisse qu'elle a pour base un certain nombre de faits qu'il n'est pas aisé d'expliquer autrement. Elle apporte la seule solution logique du problème de l'origine des inframicrobes. Déjà, ceux qui ne reconnaissent pas qu'elle vaille pour tous, admettent qu'elle est valable pour quelques-uns.

Suivant cette conception, les inframicrobes se seraient, peu à peu, détachés de formes microbiennes visibles. Ils tirent, sans doute, leur origine de granulations endogènes dont certaines sont déjà bien connues, chez le bacille diphtérique et chez le bacille tuberculeux en particulier. A. et G. Hollande ont étudié, dans de patientes recherches récentes, les granules acidorésistants (corpuscules de Much) de cette dernière espèce microbienne. Constitués par un

---

[1] On ne peut parler ici de communauté d'antigène ; car, si le sérum des animaux, inoculés avec les produits contenant les rickettsia, agglutine les cultures de B. *proteus X 19*, le sérum des animaux, inoculés avec ces cultures, n'agglutine pas les suspensions de rickettsia. C'est pourquoi nous avons employé le mot propriété au lieu de celui d'antigène qui, à notre avis, serait abusif dans ce cas.

Charles Nicolle

fin nucléosome, vrai noyau, et par une membrane acidorésistante, ces granules, que nos auteurs appellent zénitocytes, germent dans les milieux convenables et acquièrent les propriétés des bacilles. L'origine microbienne de l'inframicrobe tuberculeux a donc une base objective.

Dans notre hypothèse générale, pendant un certain temps, le deux formes qui correspondent à deux modes de reproduction ont continué d'exister simultanément, l'une donnant naissance à l'autre et pouvant être restituée par elle. Le mode de multiplication par granules a cet avantage d'ordre mathématique qu'il fournit plus d'agents pour l'attaque et pour l'invasion de l'organisme animal et qu'il les fournit plus vite. C'est peut-être à ce fait initial que la forme granuleuse a dû de convenir, mieux que la bactérienne, à la localisation élective de la fonction pathogène. La forme bacillaire, peut-être plus vulnérable aussi, se serait effacée peu à peu devant la forme dérivée, plus active. Longtemps, les deux formes ont coexisté, la bactérienne dépouillant peu à peu la propriété pathogène. Puis, par suite d'un effacement plus marqué, la forme microbienne n'est plus apparue que par exception, par suite d'une sorte de restauration atavique, et elle est devenue, sous cet état, irreconnaissable et sans virulence, du moins sans virulence spécifique.

Le dernier terme a été l'état dans lequel se présentent la plupart des agents pathogènes invisibles, les inframicrobes, être devenus si parfaitement autonomes qu'il n'est plus possible de les rattacher que par notre conception générale aux microbes visibles dont ils sortent ; êtres, d'autre part, si bien adaptés à la vie pathogène qu'ils refusent de se développer sur les milieux de culture artificielle et même, pour certains, de vivre en dehors de l'espèce animale sur laquelle une adaptation millénaire les a amenés à se perpétuer.

Les inframicrobes ont donc leur origine chez les microbes.

9° S'il en est ainsi, et puisque, d'autre part, les microbes visibles appartiennent à des groupes divers d'êtres, nous devons avoir au moins notion que les inframicrobes appartiennent, eux aussi, à un certain nombre de groupes différents.

Si peu avancées que soient nos connaissances sur les invisibles pathogènes, il n'est pas douteux que nous puissions distinguer, chez eux, des groupes dissemblables. Bornons-nous à signaler la façon différente dont les inframicrobes se comportent vis-à-vis de la glycérine. Il n'y a pas qu'un fait d'intérêt pratique dans la résistance que présentent certains virus à cet alcool. En permettant leur longue conservation et leur purification par la destruction d'autres germes qui peuvent leur être associés, l'action de la glycérine montre, en même temps, qu'il est des agents vivants qui lui ont sensibles et d'autres qui lui sont résistants.

Les agents vivants que la glycérine détruit rapidement sont des bactéries. Nous sommes donc conduits à considérer comme étant, d'origine, bactérienne les virus sur lesquels la glycérine exerce, de même, un pouvoir rapidement destructeur : virus du typhus exanthématique, de la scarlatine, de la grippe. Ce sont précisément des virus que, pour d'autres raisons, nous avons rattachés à des bactéries : *B. proteus X 19*, streptocoque hémolytique, bacille de Pfeiffer. Il y a là mieux qu'une rencontre ; cette concordance est un témoignage en faveur de nos conclusions. L'agent, encore in connu, du trachome serait, lui aussi, du fait de cette sensibilité, une bactérie.

Nous sommes, d'autre part, portés à réunir dans un autre groupe les agents invisibles qui résistent à la glycérine_ : virus de la variole, de la vaccine, de la rage, de la clavelée, etc. Nous ne serions pas éloignés d'y voir des germes d'origine animale, ainsi que, pour d'autres raisons, certains auteurs l'ont avancé. Il y aurait, dans leur cas, opposition de la forme protozoaire adulte, très sensible à la glycérine, et de la forme granuleuse qui lui est particulièrement résistante. Mais ne constatons-nous pas une opposition analogue chez les bactéries entre la forme bactérienne, très sensible à bien des agents destructeurs, et la spore qui leur résiste ? La granulation, l'inframicrobe, n'est pas sans analogie avec une spore.

Entre les deux groupes que l'action de la glycérine sépare, plus voisin du premier que du second, on pourrait, quoique moins nettement, en distinguer un troisième, celui dans lequel, sans être à proprement parler résistants à la glycérine, les inframicrobes s'y conservent quelque temps. Tel serait le cas de la forme granuleuse du bacille tuberculeux, comme c'est celui du bacille tuberculeux lui-même. Or, par bien de leurs caractères, les microbes acidorésistants se rapprochent plus des champignons que des bactéries.

10° Les exemples que nous avons produits, jusqu'à présent,

Charles Nicolle

tendent à prouver que les inframicrobes ont leur origine dans les microbes visibles pathogènes. Ils ne constitueraient, par conséquent, qu'une forme, mieux adaptée à la vie infectieuse de germes déjà pourvus de virulence.

Des inframicrobes (tous, nous l'avons dit, sont pathogènes) peuvent-ils naître de microbes visibles saprophytes ? Nous n'en avons aucune preuve. Il faudrait, pour admettre cette opinion, démontrer tout d'abord, que le mode de reproduction par granules n'est pas particulier aux microbes pathogènes, qu'il se rencontre aussi bien chez les saprophytes. Rien ne semble s'opposer à ce que le mode de reproduction par granules apparaisse lorsque les conditions d'existence du microbe se montrent particulièrement favorables et les mêmes pour des générations successives. Il semble que ce soit du côté des fermentations que le phénomène serait à chercher. Des recherches attentives, comme celles de A. et G. Hollande, nous renseigneraient de même, si elles étaient pratiquées sur une bactérie banale.

La démonstration de tels faits impliquerait qu'il existe des inframicrobes non pathogènes. Une telle constatation ne prouverait rien contre l'origine microbienne des agents invisibles virulents puisque, dans le cas nouveau, l'origine serait, elle aussi, microbienne. La connaissance d'un mode de reproduction par granules, général chez les bactéries, prouverait seulement qu'il est le fait de conditions éminemment favorables à la pullulation et constantes. Cette condition est précisément celle qu'offrent les espèces, sensibles aux virus qui les infectent depuis des siècles.

Essai de construction d'une échelle allant des microbes saprophytes aux inframicrobes pathogènes

Le péril des conceptions les plus justifiées dans leur intention, est que, si l'on sait le but hypothétique vers lequel le jeu mène, on n'est pas toujours assez sage pour s'arrêter, ce but atteint. Nous n'ignorons pas la fragile hardiesse de ce qui nous reste à dire.

Pouvons-nous, sans trop de témérité, oser une sorte d'arbre généalogique des agents pathogènes, microbes et inframicrobes ?

Chapitre IV : Naissance des maladie infectieuses

Pouvons-nous, tout au moins, tenter l'analogue de ce que l'on a fait pour l'ensemble des êtres vivants, une esquisse d'évolution ? A condition de ne présenter cet essai que comme une manière d'enchaîner, pour la clarté, des faits isolés et des conceptions, fragmentaires, il nous semble que nous le pouvons, sans trop de risques.

Faisons, tout d'abord, remarquer la différence du problème de l'évolution suivant qu'on le pose à propos de l'ensemble des êtres ou des seuls infiniment petits pathogènes. Les espèces ont leur origine, qu'elle soit unique ou non, dans des temps très éloignés. Le procès des générations spontanées, gagné par Pasteur, ne paraît pas susceptible d'appel, bien que, telle inconnue changeant, le moindre fait nouveau casserait brutalement le jugement admis. À ce point de vue, les bactériophages peuvent nous réserver des surprises, s'ils s'affirment comme des intermédiaires entre les phénomènes physiques et la vie.

L'adaptation pathogène, lente ou brusque, les modifications du côté des agents qui l'acquièrent, ne sont pas des faits primitifs, analogues à ceux qui se sont passés à l'origine des êtres. Il s'est formé à des époques variables, il peut se former à tous moments des microbes pathogènes et des inframicrobes, mieux armés pour exercer la fonction virulente. Ces modifications, comme toutes celles d'ordre biologique, ne sont que des procédés que la vie emploie pour se perpétuer, même quand elle les exerce aux dépens d'autres vies. La nature a toujours profité, elle profitera toujours, dans ce but, de toutes les circonstances. Or, les chances que lui offre l'occasion sont illimitées et de tout instant, Nous nous en tiendrons, dans l'esquisse que nous allons tenter, aux bactéries et à leur lignée.

A la base de l'édifice des germes pathogènes, nous placerons les microbes de la terre végétale. Parmi eux, il en est dont on ne saurait dire s'ils sont de vrais saprophytes ou s'ils possèdent déjà une aptitude pathogène. Vivant aux dépens de la matière organique dont ils sont les premiers facteurs de désintégration, les microbes des putréfactions ont, par leur contact avec le cadavre ou les déjections, un presque contact avec la matière vivante. Les microbes de la flore intestinale sont, à la fois, dans l'organisme et en dehors de lui. Aussi n'est-il pas surprenant que les microbes du sol et de l'intestin jouissent, comme nous l'avons vu, de propriétés qu'on pourraient nommer pathogènes d'emblée, alors qu'ils ne font guère que poursuivre dans les tissus vivants une fonction saprophytique. Nous en trouvons beaucoup de capables de déterminer maintes complications de plaies contuses. Quelle différence établir, dans leur cas, entre le tissu de ces plaies, meurtri, déchiqueté, isolé de ses éléments nerveux défensifs, privé de circulation sanguine, et le moignon arraché que guette la pourriture ?

Laissons de côté cependant ces germes, *simples profiteurs de fortune,* et passons aux microbes, spécialisés dans la fonction virulente.

Les premiers pathogènes professionnels, les vétérans, les brutes, et, dans la signification que je donne à ce terme, les *ancêtres,* nous les trouverons aussi dans le sol : microbes du charbon bactéridien, du charbon bactérien, du tétanos. Ce sont des microbes lourds, à membrane d'enveloppe importante qui retient le Gram. Ils ont, presque tous, la propriété de donner des spores. Celles-ci ne leur sont guère utiles dans leur vie pathogène, l'élément spore étant, par lui-même, dépourvu de virulence. Cette forme, très résistante aux agents de destruction extérieurs, permet, tout au contraire, à l'espèce de se conserver longtemps dans la terre. Le microbe du charbon n'a pas besoin, pour se perpétuer, de passer sans cesse d'un animal sensible à un autre, ainsi que le font, sous peine d'extinction, les plus évolués des inframicrobes. La résistance de la spore dans le sol lui permet d'attendre le temps qu'il faudra, des années parfois, pour assurer sa pérennité au moyen d'une infection nouvelle que suivra une nouvelle formation de spores. Il n'est nullement absurde de penser, ainsi que Koch en avait formulé l'hypothèse, que le microbe du charbon puisse vivre, se multiplier dans certaines eaux stagnantes, dans le sol même. Les expériences de Pasteur ont montré qu'actuellement rien ne permet de le croire. S'il ne se développe plus aujourd'hui en dehors des organismes vivants sensibles, le microbe du charbon l'a fait, sans doute, autrefois. Ce que nous venons de dire de lui, nous pourrions le répéter du bacille du charbon symptomatique, de celui du tétanos. Ce dernier microbe, au début de sa culture sur milieux solides, ne montre-t-il pas des cils ? Il n'en fait aucun usage ; mais cette présence momentanée témoigne d'une phase mobile chez l'ancêtre qui hantait les eaux.

A l'étage au-dessus, nous mettons *d'autres bactéries lourdes* dont

Chapitre IV : Naissance des maladie infectieuses

la membrane, encore importante, retient le Gram, mais *qui ont perdu la propriété de donner des spores* : staphylocoques, sarcines, tétragènes, streptocoques. Il leur faut, pour se perpétuer, subsister au contact des organismes, dans l'intervalle des infections qu'elles leur causent. Aussi les trouvons-nous en abondance, et comme normales, à la surface de la peau, des muqueuses, dans le tube digestif. Logées ainsi au voisinage de la barrière vivante qui nous protège (cellules épithéliales de revêtement, phagocytes de couverture), elles n'attendent que l'occasion d'une brèche pour nous envahir. Certaines, comme le pneumocoque, doivent à la capsule qui les enveloppe une résistance particulière, et il semble bien que cette capsule soit un facteur d'adaptation, puisqu'elle n'existe, pour ces microbes, en dehors de notre organisme, que sur les milieux dont la composition s'apparente à celle des tissus vivants.

Au-dessus, viendraient les *bactéries légères*. Leur membrane, moins importante par rapport au contenu de la cellule microbienne, s'est allégée ; elle ne retient plus le Gram. Jamais on n'observe, chez ces bactéries, la formation de spores. Ce sont des germes essentiellement adaptés déjà à la vie pathogène, moins capables que ceux des étages inférieurs de résister, de vivre, en dehors des organismes malades. Tels se présentent les microbes des fièvres typhoïde et paratyphoïde, de la fièvre méditerranéenne, de la morve, les pasteurella, les salmonella, le bacille de Weeks, celui de Pfeiffer. Certains exigent, pour se développer sur les milieux de culture artificiels, la présence de matériaux presque vivants, d'assimilation aisée pour des germes, accoutumés à trouver des aliments tout faits dans les tissus qu'ils infectent.

A l'étage supérieur, nous placerons les *inframicrobes* ou plutôt une partie, sans doute la plus importante, de ces êtres, mais non leur totalité. Notre étude critique nous a donné à penser que les bactéries de tout groupe peuvent donner naissance à des invisibles pathogènes.

L'inframicrobe est d'abord une forme de multiplication de la bactérie pathogène. Ce n'est qu'au bout d'un nombre particulièrement grand de passages, par suite d'une adaptation de plus en plus parfaite à l'organisme des êtres supérieurs, qu'il se détache du microbe originel de façon à constituer, en apparence, une catégorie particulière de germes.

Charles Nicolle

A mesure que l'on s'élève dans l'échelle des agents pathogènes, à mesure que ceux-ci s'adaptent mieux à la vie infectieuse, leur propriété de se reproduire, de cultiver en dehors des organismes vivants, devient de moins en moins aisée. Presque tous y abandonnent, dès les premiers repiquages, leur qualité caractéristique, la virulence. Les plus élevés dans l'échelle, les inframicrobes, sont si parfaitement adaptés au milieu animal vivant que, pour la plupart, ils ne se montrent plus capables de se développer sur les milieux artificiels, même sur ceux que leur composition rapproche de la substance des tissus, Certains peuvent encore restituer, en culture, la forme bactérienne ancestrale, mais dépourvue de virulence. Le plus grand nombre, les plus évolués, ne le peuvent pas ; et il est infiniment probable que nul progrès de la technique ne pourra leur rendre la propriété perdue. Nous devons nous convaincre de cette impuissance afin de ne pas perdre trop de temps dans une voie, condamnée par avance. Il est, de toute certitude, des agents pathogènes incultivables.

Dans l'hypothétique échelle que nous avons dressée, nous n'avons fait figurer que les bactéries et leur lignée. Parmi les germes pathogènes qui ont pris leur origine dans la classe des champignons et dans l'ordre des protozoaires saprophytes, l'évolution a dû se produire de manière approchante. La pauvreté des exemples que l'on pourrait citer, leur diversité même ne nous autorisent pas à esquisser, pour eux, le plus vague des tableaux, la plus incomplète des échelles.

Ce serait tout aussi bien méconnaître l'illogisme des phénomènes biologiques que de supposer qu'une évolution, quelle qu'elle soit, a pu se faire en ligne droite et en lignes parallèles. La ligne droite, les lignes parallèles sont des créations de notre esprit. L'illogique nature ne les connaît pas. Et voilà, peut-être, de ce que nous venons d'exposer, la critique la plus sévère.

L'acquisition de la propriété pathogène et la mosaïque de pouvoirs

Nous avons exposé les raisons pour lesquelles nous pensons que des modifications d'ordre morphologique ont pu accompagner l'élévation de certains infiniment petits de l'état saprophyte ancestral à celui d'agents pathogènes. Conséquence d'une évolution progressive ou d'une mutation, cette modification a conditionné ou suivi l'acquisition de la virulence. Elle ne saurait expliquer celle-ci. Si l'évolution de certains germes vers la forme essentiellement pathogène paraît liée à un allégement de leur équipement, nul changement visible ne traduit l'apparition, le développement, la disparition de la propriété acquise et devenue primordiale.

Peut-on du moins imaginer un changement intime qui l'explique ? N'est-il pas, dans la constitution même des agents pathogènes, des éléments qui puissent s'acquérir, manquer, se perdre, ou des supports sur lesquels des propriétés nouvelles, modifiables ou non, puissent se fixer. Nous avons exposé la conception de *la mosaïque de pouvoirs*. L'aptitude pathogène est-elle liée à l'un de ces pouvoirs ?

L'admettre serait, tout au moins, d'un emploi commode. Notre esprit aimerait de se représenter, sous une forme figurée ou tout au moins intelligible, les phénomènes d'acquisition, de variations, de perte de la virulence. Les naturalistes rattachent les faits de mutation à des modifications dans le nombre des chromosomes. Nous est-il permis de concevoir un mode de représentation analogue ? Il est bien évident qu'aucune méthode ne saurait déceler les pouvoirs de la mosaïque, tandis que l'on distingue les chromosomes. Mais n'y a-t-il pas abus dans l'utilisation que l'on en fait. Le nombre des chromosomes est bien limité, les faits d'évolution auxquels on les fait présider sont innombrables.

On conçoit que l'acquisition brusque de la virulence par un microbe puisse être liée à l'apparition d'un élément nouveau ou à un groupement inédit des éléments de la mosaïque. Cette acquisition brusque, il est naturel qu'elle soit irréversible. La traduction, le retentissement d'un tel phénomène sur la constitution intime, élémentaire de l'infiniment petit nous paraît aussi légitime que les changements des chromosomes considérés comme causes des changements subits d'une propriété des êtres supérieurs. Dans les deux cas, il s'agit de faits de même ordre ; ces faits, dans un cas comme dans l'autre, méritent le nom de mutation.

Aller plus loin, attribuer à des changements dans la mosaïque des

Charles Nicolle

pouvoirs la lente acquisition de la propriété virulente paraît plus difficile. Il s'agit là de phénomènes d'un autre ordre. Si ces phénomènes s'accompagnent de modifications dans la constitution ou la distribution des éléments, ces changements ne peuvent être que lents, progressifs. Il s'agit d'acquisitions fragiles, éminemment réversibles. Même s'il existe, comme nous le croyons, des phénomènes intermédiaires entre l'adaptation lente et l'acquisition brusque, des *mutées*, dont l'apparition serait subite mais qui pourraient se perdre, lier ces propriétés nouvelles à un élément particulier peut sembler téméraire. Cependant, il faut bien que l'acquisition nouvelle, même la plus temporaire, touche quelque chose de particulier dans la cellule. L'infini des éléments ou des combinaisons, l'infini des possibilités n'a rien qui puisse troubler le biologiste. Son esprit, de quelque côté qu'il se tourne, rencontre l'infini. Qu'on réfléchisse au nombre des pouvoirs héréditaires que renferme le noyau d'un ovule ou celui d'un spermatozoïde et à celui follement grand des noyaux primordiaux des êtres desquels est descendue l'innombrable lignée des espèces intermédiaires disparues et des espèces actuelles. Comment se représenter ce ou ces noyaux primitifs dans lesquels il a bien fallu que tous les caractères de tous les êtres à venir soient inclus, au moins sous forme de possibilités ?

Nous ne risquons rien à rattacher la propriété pathogène à cet élément de l'infiniment petit que nous avons appelé pouvoir. Tout en reconnaissant que la mutation trouve plus clairement sa représentation dans une variation des éléments de la mosaïque, il nous est tout au moins commode de nous figurer l'adaptation progressive comme un mode d'acquisition des pouvoirs nouveaux.

Quittons à présent le terrain peu sûr où nous a fait nous engager notre besoin impérieux de logique et reprenons l'exposé, un peu moins incertain, de l'histoire naturelle des maladies infectieuses,

Il y aura des maladies infectieuses nouvelles

Les essais de la nature dans la voie de la création de maladies infectieuses nouvel.les sont aussi constants qu'ordinairement vains. Ce qui s'est passé aux époques anciennes où, par exception, la nature a réussi un essai, se répète à tous les instants présents et se

Chapitre IV : Naissance des maladie infectieuses

répètera de même toujours.

Il y aura donc des maladies nouvelles. C'est un fait fatal. Un autre fait, aussi fatal, est que nous ne saurons jamais les dépister dès leur origine. Lorsque nous aurons notion de ces maladies, elles seront déjà toutes formées, adultes pourrait-on dire. Elles apparaîtront comme Athèna parut, sortant tout armée du cerveau de Zeus. Comment les reconnaîtrions-nous ces maladies nouvelles, comment soupçonnerions-nous leur existence ayant qu'elles aient revêtu leur costume de symptômes ? Il faut aussi bien se résigner à l'ignorance des premiers cas évidents. Ils seront méconnus, confondus avec des maladies déjà existantes, et ce n'est qu'après une longue période de tâtonnements qu'on dégagera le nouveau type pathologique du tableau des affections déjà classées.

Pour qu'on la reconnaisse plus vite, il faudrait que l'infection nouvelle soit d'importation exotique et douée d'un pouvoir marqué de contagiosité, telle autrefois la syphilis à son débarquement en Europe. Le monde est devenu trop petit,pour que cette hypothèse se réalise et, d'ailleurs, il ne s'agirait pas, dans ce cas, d'une maladie inédite. Quant à saisir le mal lors de ses premiers essais, la chose est irréalisable. Le secret restera fermé à nos investigations.

Il y aura donc des maladies nouvelles, et nous n'en saurons pas plus sur la naissance de ces maladies que sur l'origine première de celles dont nous souffrons aujourd'hui et dont certaines sont plus vieilles que l'histoire.

La création expérimentale d'épidémies et son application à la destruction des espèces nuisibles

La reproduction expérimentale d'une maladie infectieuse est la condition nécessaire des progrès de son étude. Lorsque nous connaissons le mode de transmission naturel, rien ne nous est plus aisé que de reproduire la maladie dans l'espèce sensible, et, s'il s'agit d'une infection transmise par l'intermédiaire d'un invertébré, d'infecter cet invertébré lui-même.

Les difficultés ne peuvent être que d'ordre technique ; elles concernent, en général, l'élevage de l'invertébré. Ces difficultés ne sauraient être au-dessus de nos moyens. Il nous est donc aisé, dans

Charles Nicolle

la plupart des cas, de reproduire, chez un individu, la maladie naturelle. S'il s'agit d'une maladie spéciale à l'homme, nous sommes évidemment tenus ou bien à l'abstention ou bien à une prudence d'autant plus grande que le mal est plus sévère. C'est affaire de conscience pour l'expérimentateur et, d'une façon générale, l'abstention doit être sa loi.

La reproduction de la maladie chez un individu (homme ou animal) étant réalisable, pouvons-nous, s'il s'agit d'une affection contagieuse, aller plus dans l'imitation de la nature, créer, comme elle le fait, une épidémie ?

Il n'y a pas là qu'une curiosité à satisfaire. S'il était possible de créer des épizooties chez certaines espèces animales particulièrement nuisibles, nous posséderions ainsi une arme incomparablement active contre ces espèces et contre les dommages qu'elles nous occasionnent. Il y a loin, nous le verrons, de l'espoir qu'*a priori* on en peut concevoir à la réalisation pratique.

La première idée de l'application de la virulence d'un microbe à la destruction d'un animal nuisible appartient à Pasteur. L'Australie se plaignait des dégâts que causaient, dans ses campagnes, les lapins récemment introduits. Pasteur eut l'idée d'employer, pour la destruction de ces rongeurs, le microbe du choléra des poules dont ses travaux avaient montré le pouvoir pathogène, presque foudroyant pour le lapin. Un premier essai, pratiqué en Champagne, donna des résultats très nets. A la suite, Adrien Loir partit pour l'Australie. Là, diverses interventions, en particulier celles de sociétés protectrices des animaux, empêchèrent l'application de la méthode. L'Australie emploie des équipes de chasseurs, tout un armement de guerre et un fort budget pour la destruction de ses lapins.

Il n'est pas dit, d'ailleurs, que le procédé aurait eu, en pratique, l'action que Pasteur en attendait. Ce qui est advenu plus tard de l'application de procédés analogues rend sceptique. En tout cas, la méthode avait un inconvénient considérable, celui de communiquer la maladie, non seulement aux lapins mais encore aux oiseaux de basse-cour qui y sont sensibles, eux aussi. La première condition à remplir pour un virus destructif est de n'agir que sur l'espèce contre laquelle on l'emploie.

Loeffler et, à sa suite, Danysz ont préconisé, pour la destruction des souris, rats, campagnols et autres rongeurs sauvages, animaux dont les dégâts sont extrêmes, l'emploi des cultures d'un microbe particulier, isolé d'une épidémie de campagnols. Ce virus, dont l'activité est expérimentalement exaltée avant sa distribution, a donné, en pratique, des résultats très variables. D'ordinaire excellent pour la destruction des campagnols, souvent des souris, il se montre moins efficace contre les rats et il est sans action sur les rongeurs sauvages, tels que les gerbilles, mérions et gerboises. Même vis-à-vis des campagnols et des souris, il faut, pour réussir, un ensemble de conditions favorables. Si l'une manque, on échoue et, dans tous les cas, tôt ou tard l'épizootie s'arrête d'elle-même. Elle s'arrête toujours avant que le résultat qu'on en attendait, la destruction d'un nombre notable de rongeurs, ait été atteint. En outre, toute épidémie est suivie d'un renforcement de là résistance des sujets frappés et qui ont guéri. Il en résulte donc qu'une seconde application du même virus au même lieu ne saurait détruire que les animaux nés depuis la dernière épidémie, et peut-être pas à coup sûr ; car, si le virus a continué de se propager secrètement sur l'espèce, il l'a fait sous formes de plus en plus bénignes, s'est atténué et à réalisé ainsi des vaccinations par passages4 Il faut ajouter que le virus de Lœfler n'est pas inoffensif pour l'homme. Il appartient au groupe de bactéries auxquelles sont dues les fièvres paratyphoïdes.

On ne fait pas ce que l'on veut en matière de création d'épidémies. Où la nature ne compte que des réussites, éclatantes mais exceptionnelles, l'homme, en dépit de son intelligence, ne saurait réussir a coup sûr.

Nous ne parlerons que pour mémoire des essais de destruction des sauterelles par les virus. Établis sur des données douteuses d'observation, ils ont abouti, en pratique, à des échecs.

Ne concluons pas, de ces exemples, qu'il n'y a rien de mieux à espérer d'autres applications des mêmes méthodes dans l'avenir. Il ne faut pas leur accorder *a priori* une grande confiance. On devra, en outré, se méfier, dans tous les cas, des propriétés pathogènes du microbe employé vis-à-vis des espèces autres que celles qu'on se propose de détruire.

Charles Nicolle

La guerre microbienne

Il aurait été surprenant que l'homme dont le génie s'emploie tout autant au mal qu'au bien n'ait pas cherché une arme de destruction contre ses semblables dans les acquisitions de la science des maladies infectieuses.

Il est certain qu'il serait possible à un criminel, ne connût-il pas les méthodes de laboratoire, de transmettre une maladie contagieuse à un autre homme. Le fait s'est produit, sans doute, plus ou moins souvent depuis que l'on a découvert comment certaines maladies se propagent. Si les annales de la justice ne contiennent pas beaucoup de documents concluants, c'est que, de tous les attentats, il n'en est pas de plus difficile à reconnaître puisque, de tous, c'est celui qui copie le mieux un fait banal, journalier, la maladie naturelle. La littérature, au contraire, nous offre des exemples dont le tréponème de la syphilis est le secret héros. Faut-il rappeler la légende qui associe, dans une contagion voulue et successive, une. prostituée, le mari de la maîtresse d'un roi, cette maîtresse, puis le roi lui-même sur lequel le criminel exploit eût été ainsi perpétué par vengeance. Il est des hypothèses moins saugrenues pour expliquer les contaminations royales.

Si l'inoculation criminelle d'un virus à l'homme est possible, la maladie transmise s'arrête d'ordinaire à la première victime. Il faut, pour qu'elle se répande, que son germe soit contagieux. Dans ce cas, les conditions se trouvent être ce qu'elles sont pour la maladie naturelle. Le crime individuel n'a de suites autres que celles qu'aurait la contagion le plus fortuite, la plus honnête.

Bien différent serait le cas où l'on se proposerait de déchaîner une maladie épidémique et, par son moyen, d'affaiblir ou de détruire une collectivité humaine ou bien les animaux domestiques, nécessaires à sa vie ou à sa détresse. On a donné, à ce genre de crime, le nom de guerre microbienne.

Il ne faudrait pas croire que l'homme ait attendu, pour songer à cette utilisation scélérate de nos maux, la découverte des microbes. De tout temps, des catégories de malheureux ont été accusées de transmettre les maladies contagieuses : lépreux, juifs, sorciers, fous et innocents de toutes espèces. Lors des épidémies de peste d'autrefois, bien des misérables ont été condamnés, torturés sous prétexte qu'ils propageaient le fléau. On les nommait, chez nous, engraisseurs de la peste. Comment auraient-il pu remplir le rôle abominable pour lequel ils étaient poursuivis, alors qu'on ignorait les conditions exactes de la contagion ?

Mais, à côté de ces accusations iniques, n'a-t-il pas pu se produire de réelles tentatives criminelles ? Quoi de plus vraisemblable ? On conçoit pourtant qu'il ne soit possible de rien affirmer sans documents irréfutables. De ces documents, nous en avons retrouvé un. Il se rencontre dans la correspondance, échangée entre le général Amherst, gouverneur de la Nouvelle-Écosse (Acadie) et son subordonné, le colonel anglais Bouquet, lors de l'affaire Pontiac, en 1763.

- Ne pourrions-nous pas, écrit le général, tenter de répandre la petite vérole parmi les tribus indiennes qui sont rebelles. Il faut, en cette occasion, user de tous les moyens pour les réduire.

- Je vais essayer, répond le colonel, de répandre la petite vérole, grâce à des couvertures que nous trouverons le moyen de leur faire parvenir.

- Vous ferez bien, approuve le général, de répandre ainsi la petite vérole et d'user de tous les autres procédés, capables d'exterminer cette race abominable.

Nous ne savons s'il faut admettre, suivant le témoignage de l'abbé Maillard, *missionnaire des sauvages,* que l'attentat ait eu les résultats que ses fauteurs en attendaient. L'épidémie qui fut remarquée à la suite peut tout aussi bien avoir été la conséquence d'une contagion inintentionnelle, car les européens avaient importé la variole par leur seul contact chez tous les peuples nouveaux qu'ils affrontaient. Il vaut mieux se rappeler qu'à quelques années de là un autre anglais, Jenner, découvrait la vaccine et donnait ainsi aux hommes le moyen de se défendre contre toute propagation naturelle ou volontaire de la variole.

Si nous avons cité ce cas, c'est que nous n'en connaissons pas d'autres indiscutables dans les archives de l'histoire. C'est aussi que, d'emblée, il nous montre l'un des obstacles auquel des essais criminels du même genre se heurteraient. Certes, le choix de la variole indiquait, de la part de ses auteurs, une réelle perspicacité, à moins

qu'ils n'y aient été conduits simplement par la facilité de l'entreprise, cette maladie étant alors ordinaire. Aujourd'hui, le même
acte criminel trouverait devant lui des sujets vaccinés, même dans
les populations arriérées ; car, avant l'exterminateur, seraient sans
nul doute passés des vaccinateurs, médecins ou missionnaires. Il
serait aussi plus difficile de se procurer le virus, en raison du recul
de la variole et de la rareté actuelle dé ses épidémies. Enfin, en cas
de guerre entre civilisés, vaccinés de part et d'autre, la tentative
serait vouée à l'échec.

Des essais de propagation du choléra, de la dysenterie bacillaire,
de la fièvre typhoïde, des paratyphoïdes surtout, fussent-ils scientifiquement réalisables, rencontreraient le même obstacle, là vaccination préventive. D'autre part, ces maladies n'auraient pas de
chances de se propager sur des populations, soumises aux règles
de l'hygiène, ne mangeant que des aliments cuits, ne buvant que
des eaux stérilisées.

Il est, au demeurant, d'autres raisons qui tendent à peu près impossible le succès de tels attentats. La plupart des agents pathogènes de nos maladies sont fragiles ; leurs cultures, même versées
à doses massives dans une eau ou sur le sol, en disparaîtraient rapidement. Les virus les plus dangereux, ceux desquels on pourrait utiliser le génie expansif, ne cultivent pas d'ordinaire, Avec les
maladies que transmettent des invertébrés piqueurs, l'entreprise
serait moins réalisable encore. Pas de propagation d'épidémies de
typhus exanthématique sans poux, pas de propagation de la fièvre
jaune, du paludisme sans moustiques, pas d'épidémies de peste
sans rats et sans puces, Sans doute, si, au cours de la guerre mondiale, quelque savant criminel avait introduit (par quelle voie ?)
des poux porteurs du virus du typhus dans les rangs de l'armée
adverse, étant donnée la pullulation effrayante des poux chez les
combattants des tranchées, une épidémie aurait pu être amorcée.
Mais la nature du mal n'eût pas tardé d'être reconnue ; des mesures
auraient été prises aussitôt contre les poux et l'épidémie artificielle
se serait vite arrêtée.

Sans la découverte qui fut faite, quelques années plus tôt, du
mode de propagation du typhus, les choses se seraient passées
d'autre manière. Il n'eut pas été besoin d'un attentat criminel pour
propager cette maladie, fléau ordinaire, fatal jusque-là des longues

Chapitre IV : Naissance des maladie infectieuses

guerres. Les troupes indigènes du nord de l'Afrique auraient apporté, dans nos armées, non pas une fois, mais régulièrement le typhus avec les poux ; la maladie aurait sévi, se serait propagée sans qu'on ne su de quelle manière, elle aurait gagné l'autre front, contaminé, de son côté, par les contingents venus des provinces slaves des empires centraux, où le typhus existe et, des deux côtés, assailli les populations civiles. Il y aurait eu apports par les cosaques, les turcs, les indous, par toutes les populations incultes que les civilisés ont lancées dans le carnage. Avant la cinquième année de massacres, le typhus aurait terminé la guerre en déterminant la plus horrible catastrophe que les hommes eussent jamais connue. Combattants, auxiliaires, populations civiles, neutres, l'humanité se serait entièrement effondrée. Dans la malheureuse Russie, les luttes civiles, le blocus, la misère ont ainsi fait des millions de victimes.

Pour empêcher le désastre, il a suffi qu'on connaisse le rôle du pou. Les troupes indigènes, introduites en Europe, avaient, avant leur départ, été débarrassées de leurs parasites. La pullulation ultérieure de ces insectes dans les tranchées, se faisant en l'absence de malades atteints de typhus, n'a pas eu la conséquence terrible qu'elle aurait eue si cette mesure n'avait point été prise. De ce fait, les progrès de l'hygiène ont sauvé plus d'existences que les projectiles ou les autres maladies n'en ont retranché en ces années de folie homicide.

Dans bon nombre de cas, la propagation criminelle d'une maladie infectieuse quelconque aurait cette fatale conséquence qu'elle se retournerait contre ceux qui l'emploieraient. De l'adversaire contaminé, la maladie passerait aux soldats et à la nation victorieuse, avec les prisonniers et par suite de l'avance dans un pays infecté. Il faudrait, pour l'en préserver, la connaissance préalable, demeurée secrète, d'une méthode de vaccination contre la maladie qu'on répandrait. Quels que soient le génie et la méchanceté des hommes, la solution de tels problèmes offre des difficultés si grandes que cette méchanceté et ce génie y trouveront toujours une barrière.

Gardons-nous toutefois de conclure que la guerre microbienne est impossible et que, dans le secret de certains laboratoires, malgré les protestations publiées, elle n'est pas partout préparée. Toutes les ressources de la microbiologie n'ont pas été employées ; il y a

Charles Nicolle

certainement des méthodes inédites à l'étude. Ce serait s'associer à l'oeuvre criminelle que de divulguer celles dont on pourrait attendre des méfaits.

Cette triste besogne serait moins malaisée si l'on cherchait à l'appliquer, non plus à l'homme, mais aux animaux domestiques. Il pourrait en résulter de sérieux dommages dans le ravitaillement, un début de disette. L'essai paraît bien avoir été tenté lors de la dernière guerre. Mais en somme, à côté des effets de l'artillerie, des gaz, des blocus, que cette oeuvre représente peu de choses ! N'en avons-nous pas la preuve dans l'assentiment que les représentants des peuples civilisés donnent à l'interdiction de cette arme. On ne renonce, en matière de moyens d'extermination, qu'à ceux dont on n'attend qu'un avantage précaire. Sommes-nous d'ailleurs convaincus que, si un savant apportait, en temps de guerre, à l'état-major d'une nation le moyen d'assurer sa domination par l'emploi de microbes pathogènes, la parole, donnée publiquement aux temps fragiles de la paix, serait respectée ? On ne peut attendre de bienfaits que du désarmement moral ou de la peur.

Ne craignons pas de répéter que la guerre microbienne, si jamais elle donnait des résultats, serait vite aussi dangereuse pour la nation qui l'emploierait que pour celles auxquelles elle chercherait de nuire. C'est la seule garantie que nous ayons contre elle, avec les difficultés de la tâche. Elle est une consolation pour ceux, qui s'attachent à l'étude des maladies infectieuses. Si les bienfaits que cette étude peu~ amener sont précaires, les maux quelle peut causer paraissent négligeables. On ne peut point en dire autant de toutes les sciences.

Chapitre V : Mort des maladies infectieuses

Conditions du problème à résoudre

Nous nous sommes rendu compte, par les études, qui précèdent, des difficultés que nous éprouvons à nous représenter comment sont nées les maladies infectieuses. Si séduisantes que nous apparaissent les conceptions auxquelles il est logique de se rattacher, il faut bien convenir de leur fragilité et de leur caractère provisoire. Si nos connaissances des faits passés offrent une telle précarité, combien moins solides encore doivent être celles que nous projetons sur l'avenir.

Nous avons vu que certaines maladies infectieuses sont antérieures à l'histoire et que, si nous étions incapables de savoir quand la plupart ont commencé, il était permis d'admettre que quelques-unes n'étaient apparues que dans des temps relativement récents. Les maladies infectieuses que nous connaissons existeront-elles toujours ? S'il en naît d'inédites, comme il est logique de le supposer, vont-elles s'ajouter aux autres, ou bien le nombre des maladies se réduira-t-il par suite de la disparition, de la mort de certaines ? Et comment admettre que puisse se faire cette disparition ?

Nous allons tenter de demander, sur ces points, des éclaircissements aux documents historiques et à l'expérimentation, ainsi que nous l'avons fait pour la naissance des maladies infectieuses.

Il nous faut toutefois remarquer que la naissance et la mort des maladies infectieuses ne sont pas des phénomènes qui puissent se dérouler d'une même manière. La naissance d'une telle maladie constitue un fait ou une suite de faits particuliers : un fait si la virulence se montre brusquement à la manière d'une mutation ; une chaîne de faits si la maladie ne se crée que par suite des essais successifs d'un agent vivant et de sa lignée. On conçoit que ces tentatives puissent être enrayées et la chaîne rompue par la cause la plus minime, une lacune, une interruption dans les conditions favorables. Nous avons répété à satiété que l'insuccès, dans les oeuvres de la nature, était la règle, et la réussite l'exception, une infime exception.

Lorsque la maladie infectieuse est établie, la petite tribu d'agents pathogènes, primitivement attachée (et avec quelle instabilité) à un groupe limité d'individus, est devenue un peuple immense qui, sans cesse, trouve devant lui des êtres sensibles chez lesquels il se multiplie. Une maladie infectieuse ne saurait donc s'arrêter, une fois développée, ainsi qu'elle s'arrête d'ordinaire d'elle-même au moment incertain de sa naissance. Il ne suffit plus que la cause qui amène la rupture de la chaîne agisse sur un certain nombre de germes : il faudrait qu'elle agit sur tous les germes de la maladie et

Charles Nicolle

sensiblement au même moment. Le génie d'adaptation est tel chez ces infiniment petits que ceux qui n'auraient pas été atteints par la force destructive pourraient, par une modification de leurs aptitudes, de leurs moyens d'attaque, ruser en quelque sorte avec l'adversaire et reprendre sous des formes nouvelles la lutte compromise.

Il faudrait donc, pour qu'une maladie infectieuse disparût, que l'accident frappât l'ensemble de ses agents pathogènes et non quelques-uns. Avons-nous des raisons de penser que cet événement a pu se produire déjà ou qu'il puisse un jour se produire ?

Les données historiques et les données des observations présentes

Autant que dans la recherche de l'origine des maladies, le témoignage de l'histoire ne saurait nous donner la solution du problème. Cependant, si nous considérons le présent comme le plus récent passé, l'observation de la manière d'être actuelle de certaines maladies, rapproché de l'enseignement des faits qu'on peut retenir de la poussiéreuse exploration des archives médicales, ne nous fournira pas un secours négligeable. Après que nous aurons éprouvé la valeur des autres procédés d'investigation, ce seront peut-être, en définitive, ces faits d'observation comparée qui nous éclaireront le mieux sur l'avenir des maladies infectieuses abandonnées à elles-mêmes. Le reste est lié à la fortune des entreprises des hommes.

Pour les raisons déjà exposées : incompétence des premiers observateurs, imprécision des termes employés, date toute récente de l'acquisition des connaissances les plus indispensables à l'étude du problème, il nous faut convenir que nul document historique ne nous permet d'affirmer qu'une maladie infectieuse, humaine ou animale, ait jamais disparu.

Tout ce que les observations, pratiquées depuis que la médecine est une science, nous montrent de moins obscur, c'est que les maladies infectieuses se modifient avec le temps, qu'elles évoluent. Nous le savions déjà pour ce que nous en avons dit en traitant de la vie des maladies. Qui dit vie dit évolution. Donnons quelques exemples de transformations observées :

La pneumonie est une ancienne connaissance à nous. Elle a été, depuis longtemps, excellemment observée et décrite dans sa forme classique, dite franche parce que les symptômes en sont bien apparents, tranchés ; lobulaire parce qu'elle frappe, dans ce cas, un lobe tout entier d'un poumon ; fibrineuse parce que le lobe atteint est compact, imbibé de la fibrine du sang. Fibrineuse aussi est l'expectoration caractéristique. On reconnaît le tableau de la pneumonie classique dans de très anciens auteurs ; pour ne pas remonter trop loin, dans les écrits du XVIIe siècle. Pierre Derocque l'a clairement retrouvé dans les consultations manuscrites d'un *rebouteux* de cette époque. Grisolle, au milieu du XIXe, nous a laissé une description qui, tant pour les qualités de l'observateur et de l'écrivain que pour la netteté des symptômes observés, est un chef-d'œuvre. Or, nous l'avons dit déjà et nous devons le répéter en cette place, cette pneumonie classique devient de plus en plus rare. On la rencontre encore chez l'enfant, chez l'adolescent ; aux autres âges de la vie, ce n'est plus d'ordinaire la maladie de Grisolle. Le pneumocoque tend de plus en plus, semble-t-il, à déterminer dans le poumon la production de petits foyers qui se succèdent alors que, dans la pneumonie classique, tout le bloc évolue à la fois ; d'autre part, le microbe paraît se localiser plus fréquemment sur les séreuses pour y déterminer des abcès (pleurésies, péricardites, méningites purulentes). Ce changement d'allure du pneumocoque n'indique nullement que l'évolution se fasse dans le sens d'une diminution de la gravité des manifestations qu'il détermine. Il semble que ces manifestations aient de moins en moins le caractère d'une infection générale, que le pneumocoque tende à produire des lésions localisées, en un mot, que, de septicémique, il devienne pyogène. Une localisation sur un organe important, au péricarde par exemple, offre une gravité infiniment plus forte, du fait de son siège, que ne le serait une atteinte aiguë à grand éclat (fièvre élevée, abattement, etc.).

Si récente qu'elle nous apparaisse (une maladie qui date d'un siècle est une maladie toute jeune), la fièvre ondulante évolue déjà du type de maladie générale qu'elle était et qu'elle est d'ordinaire encore vers les localisations osseuses, articulaires, orchitiques.

Depuis la date de son importation en Europe, la syphilis a beaucoup changé. Elle déroule ses symptômes moins vite, occasionne moins de lésions mutilantes de la face et des muqueuses, donne de

Charles Nicolle

moins belles éruptions ; elle détermine, au contraire, plus souvent des lésions nerveuses très graves et à longue échéance (paralysie générale, ataxie). On attribue ce changement à l'action du mercure qui ne modifie pas seulement la maladie chez l'individu, mais agit aussi sur le microbe. Un Européen qui s'infecte dans un pays où la population indigène se soigne mal prend souvent une syphilis mutilante, plus voisine de la syphilis de la Renaissance, voisine de celle que présentent les indigènes eux-mêmes. Déjà, depuis qu'on utilise, pour le traitement de la syphilis, les dérivés de l'arsenic et du bismuth, on a noté des modifications de virulence du tréponème. Lorsque le traitement ne donne pas la guérison radicale, il serait difficile de dire si son action a été favorable. Il vaut mieux porter toute sa vie des cicatrices disgracieuses qu'être un jour ataxique ou paralytique général.

C'est un fait indiscutable d'observation que le typhus exanthématique, lorsqu'il sévit de façon répétée dans une région, s'y montre moins grave pour la population autochtone que pour les individus immigrés,. Il en était de même autrefois dans les pays de l'Europe occidentale, en particulier en France où le typhus sévissait depuis des siècles sous le nom de pourpre. Les observations des anciens cliniciens, en particulier celles de Lepecq de la Clôture, montrent que sa gravité n'y était pas très grande d'ordinaire. Les progrès de la civilisation, une propreté individuelle et sociale meilleure, ont fait disparaître de chez nous cette maladie depuis plus d'un siècle, sans qu'on se soit douté que sa disparition suivait celle du pou. Lorsqu'un Français contracte le typhus en pays étranger, il le prend, à présent, sous une forme sévère, souvent fatale s'il est adulte. Le typhus montre donc une tendance à diminuer de gravité sur les populations qu'il frappe régulièrement de pères en fils depuis des siècles. Cependant, sa virulence n'a pas diminué pour l'espèce humaine puisque les races qui ont perdu le contact avec lui s'y montrent d'une sensibilité extrême. De cette double observation, il semble bien ressortir que, si le typhus avait continué de frapper l'espèce humaine tout entière, il se serait de lui-même, par tous les pays, atténué. L'existence de la forme inapparente comme maladie de récidive, chez les gens qui ont subi une atteinte ancienne, indique par quelle étape le typhus passerait avant de disparaître du globe.

Chapitre V : Mort des maladies infectieuses

La fièvre jaune se comporte de la même façon que le typhus vis-à-vis des races qui habitent depuis longtemps les régions qu'elle frappe, en particulier vis-à-vis des nègres. Ne pouvant s'étendre sur toutes les régions du globe, en raison des conditions de température nécessaires à l'évolution de son agent pathogène chez le moustique qui la transmet et qui présente une aire de dispersion très vaste, elle aurait une tendance naturelle plus grande à s'effacer que le typhus. Le typhus, en effet, peut se rencontrer jusque dans les climats les plus froids puisque le pou, chez lequel son agent pathogène cultive, trouve, sous toutes les latitudes, les températures nécessaires à son évolution, grâce à la chaleur du corps de l'homme qui l'héberge.

Retenons de ces faits leur signification générale. C'est elle qui nous intéresse en ce moment. D'autre part, si nous nous plaçons au point de vue immédiatement pratique, nous avons plus à espérer, dans la lutte actuelle contre les maladies infectieuses, des méthodes dont notre intelligence nous arme que de l'attente philosophique du jour où l'universalité du mal et sa succession au travers des siècles amèneront peut-être sa disparition insensible.

L'enseignement des méthodes expérimentales

Les méthodes de laboratoire ne nous donneront pas, sur les modes possibles de disparition des maladies infectieuses, des indications aussi précieuses que celles dont elles nous ont fourni pour expliquer leur naissance.

Elles montrent seulement qu'il nous est possible d'obtenir artificiellement l'affaiblissement, même la suppression du pouvoir pathogène d'un agent infectieux et, comme conséquence, que nous pouvons, par l'utilisation des germes affaiblis, rendre assez résistantes les espèces animales sensibles pour qu'elles ne contractent pas la maladie naturelle ou qu'elles échappent aux plus dangereux de ses effets. Elles nous enseignent aussi qu'il est possible de parvenir à un résultat semblable en renforçant la résistance naturelle des espèces sensibles.

L'expérimentation instruit donc de la valeur des méthodes que l'homme peut employer à sa défense.

Charles Nicolle

1° *Atténuation de suppression expérimentales de la virulence des microbes pathogènes.*

La diminution, la suppression même du pouvoir pathogène de certains virus avaient été parfois obtenues et appliquées empiriquement avant les travaux de Pasteur sur la vaccination du choléra des poules et celle du charbon. Les vétérinaires, en particulier, pour lesquels les dommages de l'expérimentation offrent un moindre risque, la victime n'étant pas un homme, avaient imaginé et employaient des méthodes rationnelles, bien qu'empiriques, pour protéger les animaux domestiques. Dans l'ignorance où ils étaient des méthodes d'atténuation des microbes, ils cherchaient surtout à obtenir une maladie en miniature soit par le choix du virus soit par son inoculation dans une région du corps où ils pensaient que ce virus se développerait difficilement. Ils choisissaient de préférence des tissus sous-cutanés denses, comme ceux de la queue, du dos ou de l'oreille.

Les médecins s'efforçaient, de leur côté, d'employer des procédés analogues. La pratique de la variolisation faisait intervenir l'aspect des vésicules sur lesquelles on prélevait le virus, leur stade d'évolution, les effets de la dessiccation, du vieillissement, l'âge et l'état de santé du sujet à inoculer. On devine combien une méthode, abandonnée à ce point à l'imagination et au flair de l'opérateur, comportait de risques et d'insuccès. Elle avait cet inconvénient, même en cas de variole atténuée, de diffuser le virus à l'exemple de la maladie naturelle.

Ce n'est que depuis les travaux de Pasteur qu'on peut parler clairement d'atténuation ou de suppression de la virulence.

Rappelons en quelques lignes les expériences classiques de Pasteur. Il part d'une culture de virulence commune, récemment isolée et capable de donner un charbon mortel au mouton par inoculation sous la peau. Les repiquages de cette culture sur milieux ordinaires, mis à l'étuve à 37°, donnent des cultures filles dont la virulence est semblable à celle de la première culture. Cette virulence se maintient sensiblement égale à travers les générations ultérieures de culture pendant des mois, des années, tant que rien n'est changé aux facteurs de l'expérience.

Dans ces conditions, le microbe se développe sur le milieu de culture avec abondance. Il y montre, chaque fois, au bout d'un temps très court, à côté des formes ordinaires de division, d'autres formes bactériennes qui contiennent des spores. La spore est la forme de résistance du microbe. Elle lui permet de se maintenir vivant pendant des années dans le sol et c'est pour cette raison que, paissant à la surface des champs dans lesquels ces spores se trouvent, les moutons s'y infectent et que le charbon se perpétue dans ces champs. La spore n'est pas seulement la forme de résistance par laquelle le microbe échappe aux agents de destruction ; elle lui conserve aussi sa virulence. Aucun procédé n'est capable de diminuer son pouvoir pathogène. Inoffensive par elle-même, elle donne naissance, dès que les circonstances sont favorables pour sa germination, à des formes bactériennes qui montrent une activité égale à celle des bactéries dont la spore était issue.

Il convenait, pour obtenir les cultures de moindre virulence, qu'il cherchait à produire dans le but de les utiliser comme vaccins, que Pasteur trouva le moyen d'empêcher la production des spores. Il y est parvenu en portant la température de culture, à 40°5.

A cette température, la bactérie du charbon se développe encore, bien qu'avec une maigre abondance ; mais elle ne donne plus de spores. En même temps, son pouvoir pathogène baisse. Il baisse régulièrement à mesure que la culture vieillit à l'étuve, si bien qu'en y faisant, à jours déterminés et successifs, des prises, on obtient, par leur inoculation aux animaux sensibles, des maladies de plus en plus réduites. Fait intéressant, si on repique sur milieux ordinaires ces cultures et qu'on porte à 37° les cultures filles, celles-ci présentent le même degré d'atténuation que les cultures qui leur ont donné naissance.

Les vaccins anticharbonneux ne sont autre chose que des cultures, choisies avec discernement dans cette série de produits de virulence progressivement atténuée. En fin de compte, le séjour d'une culture à 40°5 aboutit à la suppression totale de sa virulence. Pasteur est ainsi parvenu à obtenir, au bout d'un mois environ, par repiquages de cette culture, des races du bacille du charbon identiques, au point de vue morphologique, aux échantillons les plus virulents de l'espèce, se conservant indéfiniment et poussant abondamment dans les repiquages, mais dépourvues à la fois de la propriété de donner des spores et de la virulence. Nous avons vu,

Charles Nicolle

au chapitre de la naissance des maladies infectieuses, qu'on pouvait restituer le pouvoir pathogène à ces inoffensives cultures et le développer ensuite à tel point qu'il dépasse les activités les plus marquées que produit la nature.

Les expériences de Pasteur montrent donc qu'un microbe pathogène peut perdre progressivement sa virulence. La méthode, employée pour obtenir ce résultat, est purement artificielle. Il est évident que jamais de telles conditions ne peuvent se trouver réalisées dans la nature et que, si pareil accident arrivait par impossible à un échantillon de virus charbonneux, il n'arriverait pas en même temps à tous les bacilles charbonneux du monde. Ce n'est donc, pas de l'atténuation progressive par cause extérieure et de son dernier terme, la perte de la virulence microbienne, que nous pouvons attendre la disparition des maladies.

Cet argument nous dispense d'insister sur les autres méthodes expérimentales d'atténuation et de suppression de la virulence. Elles sont nombreuses. Où Pasteur, dans ses recherches, faisait usage de la chaleur, on a pu employer, avec des résultats analogues, l'addition aux cultures de produits antiseptiques, le passage des virus par d'autres animaux, procédé qui tantôt exalte, tantôt diminue l'activité pathogène vis-à-vis de l'espèce naturellement atteinte. Ces méthodes, excellentes au point de vue, pratique pour l'atténuation des microbes et la production de vaccins, ne sauraient donner une explication de la façon dont les maladies peuvent naturellement s'affaiblir et disparaître.

2°Renforcement expérimental de la résistance des espèces sensibles.

Nous pouvons augmenter la résistance d'une espèce vis-à-vis de l'agent pathogène auquel elle est naturellement sensible en la mettant dans les meilleures conditions physiologiques : protection contre le froid, contre une trop grande chaleur, abondance et qualité de l'alimentation. Ces procédés n'ont, dans la pratique commune des laboratoires, qu'une influence impondérable. Devant l'inoculation d'un virus bien actif, tous les individus d'une même espèce animale se montrent sensiblement égaux. L'augmentation naturelle de la résistance des individus pourra réduire la gravité de ses atteintes dans l'espèce ; elle ne suffira pas à faire disparaître la maladie.

Nous ne possédons qu'une méthode efficace de renforcement de la résistance ou mieux de création de celle-ci ; elle consiste dans la préparation et l'emploi de produits spécifiques d'origine microbienne : vaccins vivants ou morts et sérums préventifs. Il est évident que nous ne pouvons que difficilement espérer qu'un jour le perfectionnement et l'emploi universel de nos méthodes aboutisse à la suppression de telle ou telle de ces maladies.

D'autre part, faute de logique, la nature ignore de tels procédés. Néanmoins, ces créations du génie humain offrent assez d'intérêt pour que nous nous y arrêtions quelque peu. Elles permettent de protéger des individus, des collectivités, de débarrasser une région d'une maladie infectieuse, pour un temps déterminé tout au moins. Si elles ne peuvent prétendre amener par elles-mêmes, sa disparition totale, il n'est pas impossible qu'elles ne puissent la préparer.

De toute façon, l'étude de ces mesures offre cet intérêt de -nous donner quelques lumières sur ce que pourrait être le mode naturel d'extinction des maladies, s'il agissait dans cette voie.

Rôle de l'homme dans la suppression de la maladie individuelle et de l'épidémie

Les méthodes humaines de protection de l'individu et des collectivités contre les maladies infectieuses montrent une grande diversité. Il en est d'inconscientes, comme l'habitude de la propreté ; il en est qui s'appliquent aux conditions de développement, de propagation de chaque maladie ou groupe de maladies quand la contagion se fait, pour un certain nombre de sujets, de la même manière.

Nous nous excusons de la sécheresse et de la banalité du tableau succinct qui va suivre. Il nous est aussi impossible d'insister sur chacune de ses parties que d'en passer une sous silence.

Vaccinations préventives.

Elles emploient, suivant les cas ou suivant le progrès de nos connaissances pour chaque cas, tantôt le virus vivant lui-même

Charles Nicolle

(c'est-à-dire la matière virulente), tantôt les cultures vivantes de l'agent pathogène spécifique, tantôt le virus mort, les cultures tuées ou bien un poison du microbe, tantôt le sérum d'un animal qui a reçu en inoculation quelqu'un de ces mêmes produits ou bien le sé- rum d'un animal qui a présenté antérieurement la maladie contre laquelle on veut protéger un autre être. On peut enfin mélanger les sérums avec les virus, les cultures ou les produits microbiens.

Il nous suffira de donner un exemple de chacun des procédés que nous venons d'indiquer :

1° Le vaccin de Jenner qui protège contre la variole est un virus vaccinal vivant ;

2° Les vaccins charbonneux de Pasteur, cultures de virulence at- ténuée, sont des vaccins microbiens vivants ;

3° Les vaccins antityphoidique, antiparatyphoïdique, anticholé- rique, antipesteux, ceux du moins que nous employons d'ordinaire, sont des cultures mortes des microbes correspondants ;

4° L'anatoxine de Ramon qui vaccine contre la diphtérie est la culture filtrée du bacille diphtérique, privée de sa toxicité par l'addition de formol et devenue, de ce fait, un vaccin. On peut se servir, dans le même but,, d'autres produits extraits du corps des microbes et dont la toxicité a été ou non diminuée. Dans ce dernier cas, ils sont employés à doses extrêmement faibles (tuberculine, etc.) ;

5° Le sérum anticlaveleux de Borrel est produit par l'inoculation du virus vivant de la clavelée sous la peau du mouton ;

6° Les sérums antidysentérique, antipesteux, antistreptococcique sont préparés par l'inoculation au cheval de cultures, ou vivantes ou le plus souvent mortes, des microbes spécifiques ;

7° Les sérums antidiphtérique, antitétanique par l'inoculation au cheval, des poisons solubles des microbes de la diphtérie et du té- tanos ;

8° Les sérums préventifs du typhus exanthématique et de la rou- geole que nous avons introduits en médecine humaine, celui de la poliomyélite (A. Netter) sont les sérums des convalescents de ces maladies. On peut substituer aux deux derniers les sérums des personnes de l'entourage des malades. Les propriétés du sérum de ces personnes s'expliquent par le fait qu'elles ont subi, elles-mêmes, une atteinte antérieure, passée inaperçue (infection inapparente).

9° La vaccination de la clavelée peut être réalisée par un mélange du virus vivant (claveau) et de sérum anticlaveleux.

Ces divers produits préventifs ne confèrent pas des immunités pareilles.

Les vaccins vivants se comportent, au point de vue de l'immunisation, de la même manière que les maladies qu'ils préviennent. Il faut un certain temps, une dizaine de jours au moins, pour que le sujet auquel on les a inoculés se trouve vacciné ; l'immunité, une fois établie, est de longue durée.

Les microbes morts ou produits microbiens donnent une immunité qui demande aussi quelque temps avant d'être acquise ; sa durée ne saurait dépasser quelques années, parfois quelques mois.

Les sérums confèrent une immunité immédiate, mais qui ne dure que quelques jours ou quelques semaines.

Les mélanges de virus et de sérum donnent des immunités un peu plus rapides que celles des sérums seuls et plus durables.

Ces divers procédés ont leurs applications particulières. Pour la prévention d'une même maladie, il peut arriver que le médecin dispose de plusieurs méthodes. Il choisit, parmi elles, suivant les circonstances. Il inocule le sérum antidiphtérique à un enfant exposé à la contagion parce que ce sérum conférera une immunité immédiate. En toute autre circonstance, il préfère l'anatoxine, parce que l'immunité qu'elle confère est de longue durée, tandis que celle qui suit l'inoculation du sérum est des plus brève.

Protection par moyens mécaniques.

On protège contre un malade atteint d'une affection contagieuse, quel que soit le mode de la contagion, en l'isolant ou bien en soustrayant à son approche ses semblables indemnes. Lorsqu'il s'agit d'une maladie récemment importée qui n'a frappé qu'un ou quelques sujets, cette mesure, strictement appliquée, peut amener, à elle seule, l'avortement de l'épidémie.

Le port de vêtements, les soins ordinaires de la propreté, l'habitude de se laver les mains après tous les contacts et avant chaque repas, protègent souvent l'homme, sans qu'il s'en doute, des dangers d'une contamination. En cas d'épidémie, la sévère application de ces mesures sauve bien des gens.

On a vu, dans ces derniers temps, reparaître l'emploi du masque dont nos ancêtres, ignorants du mode exact de transmission, faisaient usage contre les pestes. On l'a rendu plus pratique et plus étanche en employant pour sa confection la tarlatane. Il est peut être excessif de l'utiliser contre la grippe. Il trouve mieux son application pour protéger le personnel qui soigne les malades atteints de peste pulmonaire.

Le chirurgien en fait un usage courant pour éviter la souillure des plaies opératoires par la projection de sa salive et de celle de ses aides. Il rend le procédé plus efficace en se taisant et en ordonnant, autour de lui, le silence. Le port de la calotte, celui des gants, sont également des moyens d'éviter l'apport de microbes. Le lavage à l'eau stérile de la région à opérer, l'application de la teinture d'iode, sont des procédés, non antiseptiques, mais purement mécaniques. L'iode, ainsi que l'a montré Robert Sorel, agit comme un vernis, il isole la surface cutanée des bactéries de la profondeur de la peau ; il ne pourrait détruire ces bactéries sans détruire la peau elle-même. Il n'agit pas autrement que les compresses par lesquelles on protège la plaie contre les souillures de la peau voisine. Employé brutalement par des mains ignorantes, le badigeonnage des plaies par la teinture d'iode a causé les pires méfaits sur les blessés de la grande guerre. En toute occasion, il est meilleur de lui préférer un vernis non irritant.

Protection par emploi de substances antiseptiques.

L'antiseptie a précédé l'aseptie dans les soins à donner aux plaies. Elle ne la vaut pas ; mais souvent on l'associe à elle avec avantage.

Il n'y a pas d'antiseptiques que les produits qu'on applique sur la peau ou les muqueuses pour détruire les microbes qui les souillent. Certains médicaments internes sont des antiseptiques. Le mercure, les composés arsenicaux ou bismuthiques, agissent directement sur le tréponème de, la syphilis en le détruisant ; même action destructive des composés arsenicaux sur les spirochètes des fièvres récurrentes, do certaines matières colorantes sur les trypanosomes, de la quinine et de ses dérivés sur l'hématozoaire du paludisme, de l'huile de Chaulmoogra sur le microbe de la lèpre, etc.

La désinfection des expectorations, des urines, des selles pendant la maladie et la convalescence, des locaux ensuite, est souvent demandée aux antiseptiques.

On fait encore appel à la même méthode pour stériliser les eaux d'alimentation.

Stérilisation par moyens physiques.

Dans le même but de destruction ou d'arrêt des microbes pathogènes, on emploie la chaleur, le froid, l'électricité, toutes les radiations, les filtres.

Suppression de l'invertébré transmetteur.

Lorsqu'une maladie se transmet par un invertébré piqueur, on se protège de celui-ci ou bien on cherche à le détruire. La lutte contre le typhus épidémique, contre la fièvre récurrente mondiale consiste dans la suppression du pou ; la défense contre le paludisme et la fièvre jaune a pour base la protection contre les moustiques adultes (grillages) et la suppression des facteurs nécessaires à leur reproduction (assèchement des mares, régularisation des cours d'eau pour éviter la stagnation, pulvérisation de pétrole à la surface des eaux pour asphyxier les larves, etc.).

Stérilisation du réservoir de virus humain.

En traitant systématiquement les paludéens d'une région par la quinine, on détruit dans leur sang les hématozoaires, si bien que les moustiques qui échappent à nos méthodes mécaniques ne peuvent plus s'infecter sur l'homme malade. Leurs piqûres ne transmettront pas le paludisme,

Par l'institution de services de dépistage et de traitement de la syphilis chez les professionnelles qui l'entretiennent et la communiquent, on agit de même manière.

Suppression de l'animal malade et suspect.

Il est des cas dans lesquels l'abatage des animaux malades ou suspects constitue la meilleure méthode pour éviter la propagation du mal. Tel est le cas de la rage où la loi française ordonne de mettre à mort l'animal enragé et les bêtes qu'il a pu mordre. Tel, est aussi le cas des épizooties qui sévissent sur les petits animaux de basse-cour ; le peu de valeur de ces bêtes et l'extrême contagiosité des

Charles Nicolle

maladies font, de cette mesure radicale, le plus sûr moyen d'arrêter la contagion.

On devra également y avoir recours, même s'il s'agit d'animaux de prix quand elle se montre seule efficace pour protéger du danger de la contagion un élevage ou pour éviter à un pays indemne l'importation d'une maladie animale contagieuse.

Précocité du diagnostic.

Enfin, il est d'autres moyens sur lesquels il nous paraît inutile d'insister, mais qui jouent un rôle primordial dans la lutte contre les maladies. L'un des plus importants est la rapidité du diagnostic. L'aide qu'y apporte le laboratoire est des plus précieuses. Plus vite la maladie est reconnue, plus vite on peut prendre les précautions utiles pour empêcher sa diffusion. Dans le cas des cancers, la précocité du diagnostic, permettant l'intervention chirurgicale précoce, seule méthode efficace de traitement, s'associe à elle pour sauver bien des vies que tout retard peut perdre irrémédiablement.

L'éducation hygiénique du public est un de nos plus sûrs moyens d'action.

Valeur de l'effort humain
pour la disparition des maladies infectieuses

Nous venons d'énumérer les principales catégories de méthodes dont le progrès des connaissances a armé l'homme et dont l'application lui permet de se défendre contre les maladies infectieuses et d'en protéger les animaux nécessaires à sa vie. La liste que nous en avons donnée n'est pas complète. Le fût-elle, il faudrait y ajouter les découvertes de demain.

Si, malgré sa longueur et sa sécheresse, nous l'avons dressée, c'est surtout que nous désirions qu'elle soit présente à notre esprit, maintenant que nous allons chercher d'estimer la valeur de l'effort des hommes, appliqué à l'oeuvre de la suppression des maladies infectieuses.

L'avenir des méthodes humaines ne nous renseignera guère sur les moyens que, sans l'homme, la nature peut employer pour amener la disparition de ces maladies. Sauf le cas des vaccinations préventives, méthode qui nous a été inspirée par la connaissance de l'état réfractaire qui suit souvent l'atteinte naturelle, la nature ne saurait suivre aucun de nos procédés. Ils sont le fruit de l'intelligence et nécessitent une direction, une technique logiques.

Si donc, à l'exception près que nous avons dite, l'effort des hommes peut réaliser un jour la suppression d'une ou de quelques maladies infectieuses, le fait n'appartiendra qu'à lui. Il ne sera pas d'ordre naturel ; il n'éclairera pas sur les voies obscures par lesquelles la nature peut arriver au même but. Il n'y en aura pas moins eu, dans ce cas, suppression, mort de maladies.

Est-il possible qu'un tel résultat puisse couronner les efforts des hommes ?

Ce résultat, non atteint jusqu'à ce jour, n'est pas formellement impossible. Certes, les difficultés sont grandes, la réussite très aléatoire, éloignée à coup sûr et, dans l'état actuel de nos connaissances, elle ne saurait être espérée que pour quelques maladies particulières.

Afin de permettre de bien comprendre les espoirs autorisés et les ambitions défendues, le fort et le faible des méthodes humaines, il nous faut choisir un certain nombre d'exemples.

Nous devons, tout d'abord, ne pas nous forger l'illusion de supprimer les maladies que les circonstances mettent au-dessus de nos efforts. Comment envisager sans témérité, comme possible, l'extinction de la grippe, mal insaisissable dans ses foyers d'origine et de conservation et qui se gagne d'homme à homme, souvent avant qu'aucun symptôme ait permis de le reconnaître ? Par quels moyens faire disparaître de la surface du globe la peste qui se conserve sur les rongeurs sans supprimer rats, souris et rongeurs sauvages ? Est-ce là une entreprise qui soit réalisable ?

Ne nous occupons donc ici que de problèmes pour la solution desquels nous n'avons à compter qu'avec les difficultés techniques ou sociales d'application de nos méthodes. Ces difficultés suffisent pour nous rendre modestes.

Nous connaissons aujourd'hui un mode de traitement de la syphilis. Consciencieusement appliqué, patiemment subi, il amène la guérison de la maladie. Avant même qu'on soit assuré de cette guérison, l'individu traité cesse souvent d'être contagieux. La lutte

Charles Nicolle

contre la syphilis est aidée par la connaissance d'une méthode de diagnostic, la réaction de Bordet-Wassermann, qui permet de dépister tous les cas de syphilis, fussent-ils nuls en symptômes,

En pratiquant le traitement périodique des professionnelles, en soignant tous les syphilitiques, il est aisé aujourd'hui, dans une région civilisée, de faire disparaître la contagion. C'est affaire de conscience de la part des intéressés et des médecins, de bonne organisation sociale et d'argent. Déjà, dans certains pays, en tête desquels il convient de citer la Belgique et les États scandinaves, la lutte antisyphilitique a donné des résultats merveilleux. On ne contracte pour ainsi dire plus la maladie dans ces pays ; le seul péril y consiste dans les cas importés, Vis-à-vis d'eux, l'action défensive est sévèrement engagée.

Si ces pays existaient seuls, si les mesures qui y sont appliquées pouvaient être étendues avec la même rigueur au monde entier, la syphilis qui ne peut se conserver que chez l'homme cesserait, dans un court délai, d'exister. Une des maladies les plus graves pour notre espèce serait rayée du globe,

L'humanité n'est pas à la veille de connaître ce beau jour. Les peuples incultes échappent encore, totalement ou presque totalement, à l'application des méthodes antisyphilitiques et, dans la plupart des pays civilisés, l'insouciance personnelle, une discipline individuelle incomplète, une organisation sociale défectueuse, l'indifférence des pouvoirs publics et des parlements, de coupables économies font obstacle à un progrès facile.

En France, au lendemain de la paix, la syphilis avait subi un recul très notable. Le relâchement des volontés, l'afflux incessant d'étrangers venant de pays largement contaminés et où la lutte antisyphilitique est incomplètement engagée, ont singulièrement réduit les bénéfices obtenus. Cependant, l'organisation s'étend, se perfectionne chaque jour, et nous avons tout lieu d'espérer que la situation, actuellement compromise, sera bientôt redressée.

La suppression totale de la syphilis ne peut-être le résultat que d'une entente commune entre les hommes et de l'universalité de l'effort. Comment espérer cet effort quand les hommes cherchent encore à se détruire ?

La fièvre typhoïde nous offre l'exemple d'une autre maladie vis-à-vis de laquelle nous savons nous défendre, qui recule devant les progrès de l'hygiène, dont il n'est pas absurde d'envisager la disparition comme possible et qui, cependant, ne disparaîtra peut-être jamais.

Comme la syphilis, comme la plupart des autres maladies dont nous traiterons ensuite, la fièvre typhoïde est spéciale à l'homme. Elle est due à un microbe, peu résistant en dehors de notre organisme. Le réservoir du virus est l'homme malade ou le convalescent. Les matières fécales, l'urine sont les produits par lesquels la contagion se fait d'homme à homme, rarement par contact direct, le plus souvent par contamination de l'eau ou bien des légumes. Le microbe de la fièvre typhoïde ne se multiplie ni dans le sol ni dans les eaux.

Nous pouvons opposer à la propagation de la fièvre typhoïde un certain nombre de moyens. Les premiers sont : le dépistage des malades qui demande quelque temps, mais que les méthodes de laboratoire rendent aisé ; l'isolement de ces malades et des convalescents tant que leurs matières fécales et leurs urines montrent la présence de bacilles typhiques, ce qui peut exiger un délai très long ; la stérilisation de ces produits. Ce sont là d'excellents procédés qu'on doit toujours recommander et suivre. Cependant, leur application systématique, tentée, avec la louable ténacité allemande, en Alsace, en Lorraine et en Rhénanie avant la guerre, n'avait donné que de douteux bénéfices.

Les autres méthodes dont nous allons parler n'ont pas pour objet d'empêcher qu'un cas déterminé n'essaime. La fièvre typhoïde est une maladie si répandue qu'on doit considérer sa menace comme constante. En empêchant tout microbe pathogène de pénétrer dans notre tube digestif, en créant, chez tous les individus, un état réfractaire au bacille typhique, on peut espérer de conjurer cette menace permanente.

La stérilisation des eaux d'alimentation, l'usage d'eaux naturellement pures, provenant de régions inhabitées, défendues contre l'accès des hommes, empêchera le bacille typhique de parvenir jusqu'à nous par son véhicule ordinaire, En proscrivant l'usage des légumes crus, des fruits que la terre souille, en les lavant tout au moins, en s'abstenant d'huîtres et d'autres coquillages à moins qu'ils ne proviennent de parcs hygiéniquement organisés, en faisant bouillir le lait, souvent contaminé par les mains des laitiers ou par addition d'une eau impure, on complétera la défense. La vaccination contre la fièvre typhoïde est un moyen plus sûr. Elle permet d'échapper aux conséquences des défaillances, toujours possibles, des autres méthodes. La vaccination antityphoïdique ne doit pas cependant être employée à leur exclusion. Les précautions vis-à-vis des urines, des matières fécales sont des mesures qui s'adressent à toutes les maladies infectieuses et dont on ne doit jamais s'abstenir. L'usage d'eaux pures, la proscription (sauf précautions indiquées) des légumes, fruits et coquillages crus ne mettront pas l'homme qui les suit à l'abri de la seule fièvre typhoïde ; elles le protégeront d'autres et nombreuses maladies qui se contractent de même manière : fièvres paratyphoïdes, dysenterie bacillaire, choléra, affections vermineuses diverses, etc.

De toutes façons, voici une maladie contre la propagation de laquelle nous sommes particulièrement bien armés. De l'emploi de nos méthodes résultent déjà de grands bénéfices. Chaque individu, quel que soit le lieu qu'il habite, fût-il insalubre, peut se protéger contre la fièvre typhoïde. Elle est disparue de bien des villes civilisées ; elle. ne peut y revenir que par suite d'importations et, là où la vaccination antityphoïdique est appliquée à tout le monde, ces importations ne sont guère à craindre pour la communauté.

Pouvons-nous espérer la disparition définitive de la fièvre typhoïde ? Pas avant que l'hygiène se soit répandue par tout le globe, pas avant que se soit établie une entente entre tous les hommes. Comment l'espérer, sans l'universelle concorde ?

Le paludisme a pour seul réservoir l'homme malade et, pour seuls agents de transmission, certains moustiques, les anophèles. Il n'existe que là où ces deux facteurs se rencontrent ensemble : paludéens et insecte.

La suppression de l'un ou de l'autre amènerait la disparition du mal. On peut se protéger des anophèles en éloignant des eaux stagnantes les habitations, en défendant les ouvertures de ces habitations par des toiles métalliques. On peut assécher, drainer, rendre régulier le cours des rivières paresseuses, réduire ainsi à l'extrême le nombre des moustiques en contrariant leur reproduction qui ne peut se faire que dans les eaux immobiles. Si la localité, la région à protéger n'offrent pas trop d'étendue, on peut même arriver ainsi à les débarrasser entièrement des anophèles. Il est évident que ces mesures ne sauraient être appliquées en tout lieu. Les régions les mieux assainies sont menacées sans cesse d'invasions nouvelles de moustiques, venant de régions sauvages. Le bénéfice de la lutte contre les moustiques ne saurait être étendu à toutes les contrées ; il est des travaux surhumains. Ce n'est donc pas de la suppression totale du facteur moustique qu'on peut espérer la disparition du paludisme.

Le facteur homme nous est plus facilement accessible. En soignant le paludéen par la quinine, en le guérissant, on supprime le réservoir, le seul où le moustique vient puiser l'hématozoaire qu'il transmet ensuite à d'autres hommes. Par l'usage préventif de la quinine, on peut rendre les gens sains réfractaires ou, tout au moins, peu sensibles au virus, inoculé par l'insecte. Ce sont des méthodes excellentes, surtout la première, pour protéger un groupe d'individus, un centre de colonisation. Lorsqu'on cherche l'application en plus grand, des difficultés inouïes surgissent. Comment arriver à traiter tous les indigènes d'un pays à la fois ? Comment arriver à stériliser, même progressivement, la totalité des paludéens du globe ? Et, si l'on omet quelques individus d'un foyer, comme il est impossible d'en détruire tous les moustiques, encore moins ceux du monde, ne voit-on pas qu'en dépit de tous les efforts, le foyer, un instant éteint, se rallumera. La lutte antipaludique est un combat qu'il faut sans cesse poursuivre, ne jamais interrompre, sous peine de voir, en une saison, le bénéfice de longues années d'efforts patients se perdre.

Peut-on espérer, dans ces conditions, la disparition du paludisme ? Il serait absurde de répondre affirmativement.

Longtemps le typhus exanthématique nous a offert un plus grand espoir. Nous nous étions habitués à ne lui reconnaître qu'un réservoir de virus, l'homme, qu'un agent de transmission, le pou. Nous considérions le typhus comme une maladie, une par toute la terre. Or, nous avons appris par Brill, par Macxy, par Mooser, qu'il existait au moins deux types de typhus. Le nouveau, ce typhus inconnu jusqu'à ces derniers temps, est une maladie du rat qui se transmet par les puces de rat à rat et, par elles, peut passer à l'homme, puis,

Charles Nicolle

si elle rencontre le pou sur l'homme, peut devenir épidémique. Notre typhus, le typhus historique ne connaît d'ordinaire que la forme épidémique, due à l'action des deux facteurs classiques homme et pou ; mais il n'est pas impossible qu'il puisse se rencontrer sur le rat et passer du rat à l'homme avec retour de l'homme au rat par les puces. Sans doute, le danger de cette transmission est-il faible. Si le pou était supprimé, ce typhus ne nous intéresserait plus guère puisqu'il serait devenu exclusivement ou presque une maladie spéciale au rat. Supposons qu'il en soit ainsi formellement et qu'il n'y ait toujours au typhus qu'un agent de propagation, le pou.

Si donc le pou venait à disparaître, du même coup cette forme de typhus serait supprimée. Pouvons-nous espérer de nos méthodes la suppression du pou ? Un tel résultat ne paraît pas au-dessus de notre effort. Le pou est disparu des nations civilisées par la simple habitude de la propreté. Si l'on parvenait à faire pénétrer cette habitude chez les peuples incultes, la disparition du pou suivrait et, avec elle, la disparition du typhus. La pénétration des notions les plus élémentaires de l'hygiène n'est possible qu'à condition qu'un contact soit établi entre tous les hommes.

Ce contact devient de plus en plus complet tous les jours ; il n'est pas encore total. Là où il existe, les préceptes de l'hygiène ne pénètrent que lentement. Leur expansion est gênée, du côté des populations mineures, par l'ignorance, les préjugés, le manque d'un suffisant bien-être, sans lequel il n'y a pas de progrès ; du côté des nations civilisatrices ou simplement conquérantes, par l'indifférence, les préoccupations égoïstes, l'absence d'un programme d'exécution du les défaillances de son application. Sans doute, le typhus tend à se localiser dans des régions éloignées. Ces foyers sont encore multiples. Ils comprennent la majeure partie de l'Orient, en particulier la Chine, et certaines régions des pays civilisés, tels, en Europe, les pays slaves. De ces bastions, le typhus menace toute l'humanité. Dès que les conditions favorables à la multiplication des poux reparaissent, et ces conditions se résument en deux, la misère et l'encombrement, le typhus accentue sa menace, sort de ses foyers et recommence la conquête humaine. On conçoit le rôle désolant et fatal que jouent, dans son extension, les souffrances collectives de l'humanité, les disettes, les révolutions et les guerres. Le typhus se présente à nous à la fois comme un fléau et comme une leçon morale. Il nous rappelle que l'homme ne fait que sortir de la barbarie, qu'il porte encore sur sa peau un parasite honteux, comme ceux que portent les bêtes, et que, quand l'homme se conduit en brute, ce parasite, en se multipliant et en lui inoculant le typhus, lui prouve qu'en effet, il n'est encore qu'une brute.

La disparition du typhus ne sera possible que le jour où, les guerres et les luttes économiques ayant disparu, l'oeuvre d'une hygiène collective aura supprimé le pou. Cet immense progrès, l'homme le connaîtra quand il l'aura mérité. Le mériterons-nous jamais ?

Nous venons de voir, par quatre exemples, choisis parmi les maladies spéciales à notre espèce, condition particulièrement favorable, et vis-à-vis desquelles nous sommes déjà suffisamment armés pour protéger avec succès der, individus, des collectivités, des nations même, que l'œuvre de suppression de quelques maladies infectieuses au moins peut être considérée comme possible ; ce qui ne veut pas dire que l'homme y parviendra jamais. On pourrait espérer un même résultat de maladies, particulières à une espèce animale domestique, à condition que son germe ne soit pas capable de se reproduire, de survivre longtemps dans le monde extérieur, La vie des animaux ne nous étant pas sacrée, l'abattage des malades d'un foyer peut rendre de grands services. Il faudrait encore, pour assurer l'efficacité des méthodes, une entente universelle. La domination des hommes sur les bêtes rend l'avenir de celles-ci solidaire de nos discordes.

Quand la maladie frappe deux espèces animales ou plusieurs, surtout lorsque l'une est sauvage, la disparition du mal peut bien difficilement résulter des efforts des hommes. Pourtant, dans certains de ces cas, l'oeuvre ne paraît pas irréalisable, en ce qui concerne la rage, par exemple.

L'homme ne joue aucun rôle dans la conservation do la rage. Elle lui est communiquée par la morsure de carnassiers, atteints du mal, en particulier par la morsure des chiens.

Par les conditions sociales de son existence qui lui permettent de contaminer aisément ses congénères, le chien est le réservoir du virus rabique et son principal propagateur. Sans doute, les autres carnassiers peuvent convoyer ce virus dans la vie sauvage. Leur isolement relatif, même entre individus d'une espèce, ne permettrait pas la formation d'une longue chaîne de passages. C'est donc le chien, seulement le chien qui conserve le virus rabique dans la nature. L'oeuvre de suppression de la rage en devient, pour l'homme, à la fois aisée et difficile. Aisée, puisque la police des chiens domestiques est entre ses mains et que les chiens errants sont en nombre minime et faciles à détruire. Délicate aussi, car des liens d'amitié et d'habitudes millénaires, les services échangés, font considérer le chien par l'homme comme un demi-frère. C'est cet attachement sentimental qui empêche la disparition de la rage de pays aussi civilisés que le nôtre et que l'Italie. À plus forte raison est-il difficile de la supprimer des nations arriérées. Avant qu'une guerre mondiale ait apporté, chez tous les hommes, un relâchement dans les qualités d'énergie, de conscience et de bonne organisation, certains grands pays, tels l'Angleterre et l'Allemagne, s'étaient débarrassés de la rage par l'application pure et simple des règlements policiers : abatage des animaux mordeurs ou mordus, quarantaine sévère pour l'introduction de chiens étrangers. Depuis la fin de la guerre 1914-1918, ces pays ont laissé tomber l'obéissance à de si sûres méthodes ; ils se sont laissés entamer, puis envahir. Ne restent plus indemnes que des presqu'îles comme la Scandinavie et des îles, fussent-elles immenses, comme l'Australie. Ces pays se défendent surtout par des mesures de quarantaine.

On conçoit, sans qu'il soit besoin d'insister, les difficultés qui s'opposent à la suppression de la rage. Pour être d'ordre sentimental, elles n'en sont pas moins, elles n'en sont même que plus fortes. Ce n'est pas l'atténuation des mesures policières et leur remplacement par la vaccination préventive des chiens, à laquelle il faut bien que les instituts français se résignent, qui rendra la disparition de la rage plus aisée. La meilleure méthode pour nous en protéger, la faire disparaître, est l'abattage impitoyable, cruel, mais nécessaire de tous les animaux mordeurs et de tous les animaux qu'ils ont mordus ou approchés.

En résumé, nous voyons que, si l'intelligence de l'homme a mis à sa disposition des moyens qui lui permettraient, par leur universelle application, de supprimer dans un délai plus ou moins long certaines maladies infectieuses, ce sont des raisons purement humaines qui l'empêchent et l'empêcheront peut-être toujours d'arriver à ce résultat. Pour la plupart des maladies infectieuses, l'oeuvre

Chapitre V : Mort des maladies infectieuses

semble dépasser actuellement nos moyens et nos efforts.

Les limites de l'effort humain

Les difficultés matérielles ou sociales qui s'opposent aux efforts des hommes pour l'extinction des maladies infectieuses ne doivent pas diminuer, à nos yeux, la valeur des progrès déjà réalisés et leur importance pratique, Dans bien peu de sciences les acquisitions récentes ont apporté d'aussi nombreux et d'aussi rapides bienfaits qu'en médecine.. Certes, l'oeuvre à entreprendre est immense, et n'est qu'ébauchée ; mais les victoires nouvelles sont de tous les jours et ce serait blasphème que penser qu'en dépit d'un fléchissement indéniable, l'activité de l'homme ne réalisera pas, dans la voie ouverte, bien ouverte désormais, de nouveaux, d'incessants et merveilleux progrès.

Nous avons montré impitoyablement, et avec raison croyons-nous, les difficultés de la tâche, la précarité des meilleurs moyens. Nous n'avons pas à revenir sur ces précarités ; toute oeuvre humaine est imparfaite, Celle de la nature l'est davantage.

Si, au lieu d'avoir affaire à un ennemi dont lei armes, si fortes soient-elles, sont aveugles, qui ne sait pas prévoir, combiner, poursuivre, qui lie sait que profiter, nous avions devant nous un adversaire raisonnable, avec les avantages dont jouit la nature, aussi impuissants que nos ancêtres primitifs, nous n'aurions, comme eux, qu'à subir le sort. Nos meilleures méthodes, en admettant même qu'elles arrivent à protéger des individus, seraient incapables de s'opposer aux progrès des épidémies, de débarrasser un pays d'un mal. Or, ces résultats nous les obtenons souvent. Ce n'est que devant le problème entier d'extinction d'une maladie sur le globe, que nous sommes ou nous sentons impuissants.

C'est que la maladie ne saurait se conserver et s'étendre que par l'occasion multiple, mais fragile, des contacts. Lorsque nous brisons un chaînon de la maille, les conséquences dépassent de beaucoup les résultats que nous enregistrons. Cet individu, cet animal que nous protégeons, c'était un des quelques maillons, peut-être le seul qui pouvait assurer, dans le moment, la continuité de la chaîne. Aussi, avec quelques coups de ciseaux, plus heureux que

Charles Nicolle

nous ne les estimons, la trame tout entière est compromise ; les fils nécessaires, irremplaçables ont cédé. La nature peut quelquefois édifier, par hasard ; elle ne peut réparer.,

Ne désespérons donc pas. Ne désespérons pas de l'avenir ; surtout ne doutons pas de l'efficacité dans le présent des méthodes acquises pour la protection de ceux à qui nous pouvons les appliquer, humains et bêtes domestiques.

Les faiblesses de l'effort humain

Nous venons de voir que nous commettrions une erreur si nous surestimions notre adversaire. Nous en commettrions une autre aussi grave, si nous croyions à la perfection de nos moyens ; je ne dis pas dans leurs applications, souvent difficiles, parfois inapplicables, mais dans leur qualité foncière. tes effets de ces armes ne sont pas, ne seront plus toujours ceux que nous supposons Traitons, tout d'abord, rapidement d'un cas particulier, celui de l'emploi des virus vivants ou des cultures vivantes. Il n'est pas question de nier les effets bienfaisants de méthodes consacrées par l'usage. La vaccination de la rage est le seul recours que nous possédons pour limiter le danger des morsures suspectes. Elle a pu paraître téméraire au moment de ses premières applications ; nous avons déjà dit que, si Pasteur avait été médecin, il n'aurait peut-être pas osé une méthode qui risquait, en cas d'échec, de déchaîner la plus atroce des morts. Nous savons par des témoignages contemporains les angoisses par lesquelles est alors passé le grand homme.

L'emploi universel de la méthode antirabique a prouvé son innocuité. Appliquée au personnel des Instituts Pasteur contre les accidents consécutifs aux manipulations du virus elle n'a jamais déterminé, sur des milliers de sujets ainsi traités, un seul cas de rage, même fruste. Il est d'autres méthodes plus récentes ; l'une la vaccination antituberculeuse de Calmette a prouvé par l'universalité de son emploi l'innocuité formelle de cultures cependant vivantes.

Ces exemples ne doivent pas rendre moins prudents les savants qui tenteront d'employer dans l'avenir des procédés de même ordre. Une culture, un virus vivants, si inoffensifs qu'ils se soient montrés dans les premiers essais qu'on en a fait, peuvent, sous l'action d'une cause insoupçonnable, recouvrer leur virulence perdue ou bien en acquérir une nouvelle. Cette propriété qu'un lent affaiblissement ou bien une mutation ont fait disparaître, la virulence, des circonstances inédites ou bien une autre mutation peuvent la restituer ou la créer sous une autre forme. Une mutation n'est pas réversible ; il ne pourrait donc jamais y avoir, par l'action d'un même mécanisme, retour au pouvoir pathogène perdu, mais à un autre type de pouvoir pathogène. Cette alternative est toujours à craindre. Sa menace doit porter le savant à préférer, de façon générale, l'emploi des microbes morts ou celui de leurs produits à l'usage des microbes ou des virus vivants.

Il est encore, à l'application de ceux-ci, une autre critique. L'inoculation des virus vivants détermine chez le sujet inoculé (homme ou animal) une infection fruste ou bien inapparente. Ces infections offrent, au point de vue de la contagiosité, les même dangers que les formes classiques à symptômes. Un vacciné par la méthode ancienne et désuète de la variolisation, exposait ses voisins à prendre son mal sous une forme souvent grave. Il pouvait être le point de départ d'une épidémie. Le jour où l'on aurait découvert, ce qui est peut-être proche pour la fièvre jaune, un procédé de vaccination contre une maladie que transmettent moustiques ou autres invertébrés communs, l'isolement des vaccinés s'imposerait pour toute la durée de leur maladie inapparente.

De tels inconvénients ne sont pas les seuls qui témoignent de la faiblesse de nos efforts. Bien souvent, nous ne pouvons appliquer qu'incomplètement nos méthodes. Tel produit qui assurerait la protection du sujet, S'il était employé à dose suffisante, en temps opportun, ne crée, pour les raisons inverses ou pour d'autres, qu'une demi-résistance. Un médicament, inoculé au cours de la maladie, peut avoir un effet analogue. L'infection à venir ou en cours s'en trouvera modifiée. Reprenons des exemples déjà cités ; leur répétition même rendra l'enseignement plus clair. Au lieu de donner à un sujet une immunité complète contre la fièvre typhoïde, contre la pneumonie par exemple, nous l'aurons sauvé de la généralisation du microbe, protégé de la forme aigue de la maladie ; et le microbe, gêné dans son expansion, ira se localiser sur un organe essentiel. Au péril immédiat, mais momentané de la maladie générale, nous aurons substitué le danger tenace, plus

Charles Nicolle

grave souvent d'une localisation particulière.

Avec certains microbes, tels le tréponème de la syphilis, les spirochètes des fièvres récurrentes, les trypanosomes, les inconvénients d'une médication insuffisante sont autres ; il ne sont pas moins réels. Si la dose inoculée du produit curatif approche, sans l'atteindre, de la dose stérilisante, la plupart des germes périssent ; mais ceux qui ont résisté donneront une descendance qui témoignera, vis-à-vis du même médicament, de résistances plus fortes, parfois insurmontables. Le traitement aura donc eu pour résultat de créer des races microbiennes plus difficiles à détruire ; Ainsi, un tréponème qui n'aurai pas été anéanti par un composé arsenical deviendrai comme on dit, arséniorésistant. Nous avons vu que le contact du tréponème et du mercure, établi depuis Vigo et les empiriques de la Renaissance, avait changé le mode d'activité du virus de la syphilis, diminué son affinité pour la peau et les muqueuses, augmenté dangereusement son pouvoir de localisation sur les centres nerveux.

Dans le cas des vaccins vivants, tels ceux de la variole, de la rage, du charbon, il faut tenir compte des modifications que, du fait de la répétition des passages par animaux d'une même espèce ou sur mêmes milieux de culture, les microbes de ces vaccins peuvent subir. Il est certain que, depuis qu'on l'emploie, le vaccin antirabique, passé par des milliers de cerveaux de lapins a augmenté sa virulence pour cet animal et il paraît établi que, parallèlement, cette virulence a diminué pour l'homme. On peut craindre qu'un jour ses propriétés vaccinantes se trouvent réduites de ce fait au point que les résultats du traitement préventif de la rage s'en ressentent. Déjà, certains Instituts Pasteur, pour éviter cet inconvénient possible, ont tenté de substituer à la souche, isolée par Pasteur en 1886, des souches d'isolement plus récent. Tous les Instituts antirabiques appliquent un traitement plus énergique que celui de Pasteur et qui, du temps de Pasteur, eût peut-être été dangereux.

Nous avons dit la transformation qu'un seul passage par lapin fait subir au virus de la vaccine et qui se traduit par la production de pustules hémorragiques et la tendance à la localisation sur l'encéphale Ces passages par lapin, employés dans la plupart des Instituts antivarioliques pour purifier le vaccin de génisse, ont donc constitué une erreur biologique dont il y aura lieu de tenir compte

Chapitre V : Mort des maladies infectieuses

à l'avenir.

Mêmes réflexions se dégagent de l'examen des vaccins charbonneux, et de celui des sérums spécifiques. Il est à craindre que la rationalisation, introduite dans la préparation de ces sérums, en particulier dans celle du sérum antidiphtérique et qui se traduit par l'emploi universel d'une même souche du bacille diphtérique, n'aille à l'encontre de son but, le jour où la race des bacilles qui cause la plupart des manifestations de la diphtérie aura fait place à une race différente, même si celle-ci se dégage d'elle. Déjà, le sérum antidiphtérique se montre moins actif qu'au moment de sa découverte. Il faut l'employer à doses plus fortes, répéter les inoculations de ces doses, et les résultats ne sont plus ceux d'autrefois. On croit, trop volontiers, à l'unité définitive de la toxine diphtérique. Nous nous sommes expliqués déjà à ce sujet. Comment supposer qu'un produit d'origine microbienne, donc vivante, puisse demeurer immuable quand tout, dans les microbes, dans tous les êtres est sujet au changement ? N'assistons-nous pas, en ce moment, à un phénomène de ce genre avec les sérums antiméningococciques dont l'action se montre de plus en plus capricieuse, alors qu'elle fut régulière ? Et, pour revenir aux microbes, ne sait-on pas l'intérêt qu'il y a souvent à se servir de l'échantillon, isolé du malade lui-même, pour préparer un vaccin thérapeutique. Acceptant ces indications que la pratique commande, nous devons de même accepter les conclusions générales qui s'en dégagent.

La leçon à retenir de tels faits aurait pu être prévue. Comme tous les êtres vivants, comme les microbes pathogènes naturels desquels ils procèdent, les microbes des vaccins et ceux que nous employons pour la préparation des sérums sont sujets à des modifications de virulence, de pouvoir toxique, d'antigènes. Nous ne devons donc pas considérer nos méthodes de vaccination par virus vivants comme définitives, si heureux que soient les résultats de leurs applications actuelles. Tôt ou tard, il faudra apporter des modifications à leur préparation. À peine sont-ils découverts qu'il faut les surveiller. Dès à présent, nous devons éviter dans leur préparation une rationalisation qui ne laisse point de ressource au choix. On ne doit enfermer aucune méthode biologique dans une formule. Tôt ou tard, les faits la brisent.

Nous exposerons plus loin que, parfois, l'effort intelligent que font

Charles Nicolle

les hommes pour la suppression d'une maladie infectieuse s'oppose à l'œuvre aveugle que la nature réalise de son côté vers le même but. Mais, avant de nous attacher à cette démonstration, nous devons revenir à notre point de départ et chercher les voies que la nature peut suivre pour amener la raréfaction, sinon la disparition des maladies qu'elle a créées. Nous savons qu'elle n'emploie aucune des méthodes qui réussissent entre les mains des hommes. Par conséquent, là connaissance que nous avons acquise de nos ressources ne pourra guère nous instruire sur la manière de faite de là nature.

La manière de faire de la nature

Le terme méthodes qui s'applique si bien au travail de l'intelligence humaine serait inexact ici ; le pluriel aussi serait de trop. Nous ne connaissons qu'un seul enchaînement naturel de circonstances qui puisse amener la disparition des maladies infectieuses.

On ne saurait, en effet, envisager, comme nous l'avons fait en parlant de la naissance des maladies, l'hypothèse d'un changement subit, d'une mutation qui supprimerait brusquement la virulence d'un microbe pathogène. S'il peut suffire théoriquement qu'un microbe, inoffensif jusque-là, acquière, par suite d'une mutation, un pouvoir pathogène pour que, de ce fait, une maladie nouvelle apparaisse, il faudrait, pour que des phénomènes du même ordre amenassent la disparition d'une maladie existante, que tous les agents de cette maladie perdissent brusquement et ensemble leur virulence. Or, le nombre de ces germes est immense ; ils sont éparpillés sur des étendues souvent très vastes, parfois sur tout le globe, et beaucoup d'entre eux peuvent se rencontrer à la fois chez des animaux différents. Certes, par suite de circonstances naturelles diverses dont l'une peut relever d'une mutation, des microbes pathogènes peuvent retourner à l'état de saprophytes. Le fait est sans doute journalier. L'existence de la maladie n'en est pas, ne saurait en être compromise.

La seule voie par laquelle une opération naturelle peut amener loi disparition d'une maladie, c'est là répétition de cette maladie sur les individus de l'espèce sensible à toutes les générations pendant la durée de longs siècles. De ces atteintes héréditaires résulte une résistance de plus en plus grande des collectivités, sans cesse frappées.

Il est classique de citer a ce sujet le typhus exanthématique et la fièvre jaune dont on connaît les formes graves chez les nouveaux venus dans les pays où ces maladies sont habituelles, tandis que les autochtones les contractent sous forme atténuée, souvent méconnaissable.

Le cas de la dysenterie bacillaire est aussi clair. Étudiant, avec E. Conseil, une méthode de vaccination contre cette maladie, nous n'avons trouvé qu'exceptionnellement, dans la race indigène de Tunisie des sujets sensibles qui pussent servir de témoins. L'expérimentation humaine sur la dysenterie bacillaire est possible puisque nous possédons un remède spécifique contre elle, le sérum antidysentérique qui permet de l'arrêter à coup sûr dès l'apparition des premiers symptômes ; et nous n'avons pas d'autres ressources pour l'étude de la maladie qui ne peut être reproduite sur une autre espèce que la nôtre. Pour pouvoir établir que notre méthode donnait bien l'immunité, il nous a fallu faire appel à des sujets européens volontaires, des étudiants russes, réfugiés en Tunisie avec les débris de l'armée de Wrangel. La résistance, présentée par les indigènes tunisiens, ne peut être due qu'au fait qu'ils boivent, dès la naissance, des eaux impures, dans lesquelles le bacille dysentérique se rencontre et qu'ils se vaccinent ainsi insensiblement contre lui. La rareté de la fièvre typhoïde sur la même population est due, sans doute, à une cause identique. Avec la répétition des souillures, l'immunité héréditaire, si elle ne joue pas encore actuellement un rôle constant, est en train de s'amorcer dans cette race.

Nous assistons à des faits analogues dans les pays d'Europe, pour la diphtérie et la scarlatine. On possède aujourd'hui, avec la réaction de Schick, un moyen de reconnaître si un sujet est sensible ou non à la diphtérie, si, par conséquent, il est susceptible de la contracter. Or, un certain nombre de personnes, même parmi les enfants, montrent, par les résultats qu'on observe chez eux à la suite de cette réaction, qu'ils sont réfractaires. Dans les salles des hôpitaux d'enfants où la diphtérie se rencontre, Lereboullet, Robert Debré et Joannon ont remarqué que le nombre des sujets qui ne réagissent pas s'accroît avec la durée de leur séjour, sans que ces enfants aient présenté cependant une atteinte clinique de diphtérie.

Ces auteurs ont donné à ce mode de vaccination naturelle le nom très juste d'immunisation occulte. Occulte de même est l'immunisation naturelle vis-à-vis de la scarlatine telle qu'elle s'est révélée en Pologne à Hélène Sparrow dans ses vastes enquêtes sur la sensibilité des enfants des écoles par emploi de la réaction des Dick. La même observation a été faite en Mandchourie où la scarlatine est plus fréquente et plus grave chez les enfants japonais, même lorsqu'ils appartiennent à des familles fixées depuis longtemps dans le pays, que chez les enfants chinois. Plus le milieu familial où vit l'enfant est antihygiénique, c'est-à-dire plus il y a de chances que l'enfant se soit trouvé en contact dès ses premières années avec le germe de la scarlatine, plus le nombre de réfractaires est grand.

Ces faits expliquent pourquoi ceux qui ont cherché la reproduction expérimentale de la scarlatine chez l'homme avec les cultures des streptocoques hémolytiques se sont heurtés à des échecs à peu près constants : on ne connaît actuellement que quatre succès sur plus de cent tentatives publiées. Il n'ont rencontré, expérimentant exclusivement sur des adultes, que des sujets vaccinés à la suite de contaminations occultes. Mêmes faits pour le rhumatisme articulaire aigu, pour la poliomyélite (paralysie infantile). Il est des maladies, comme celles que nous venons de citer, dont la rareté n'est qu'apparente, qui frappent la plupart de nous sous formes très bénignes, même inapparentes et ne se présentent à l'observation que dans leurs formes à grand éclat qui sont rares ou exceptionnelles.

Il est tout à fait probable que ces maladies nous offrent des exemples d'infections en voie de disparition. La poliomyélite (paralysie infantile) est, quand on l'observe à son début, extrêmement réduite dans ses symptômes généraux qui se résument en une fièvre sans caractères, d'une durée de quelques jours à peine. Cette fièvre laisse à sa suite les atrophies musculaires définitives qui ont rendue populaire la connaissance de la maladie. Il est à supposer qu'autrefois la période fébrile offrait un plus grand éclat et que, peut-être alors la localisation nerveuse et les infirmités qui la traduisent se montraient plus rares. Si la fièvre du début avait tout à fait manqué depuis qu'ont commencé les observations valables, on n'aurait sans doute pas su rattacher à un processus infectieux fébrile les symptômes d'atrophie des muscles. Ils auraient paru

Chapitre V : Mort des maladies infectieuses

constituer à eux seuls une maladie spéciale. Supposons la syphilis, réduite, du fait de son évolution naturelle ou du traitement, à ses localisations nerveuses à longue échéance, paralysie générale et ataxie, nous nous trouverions devant des faits obscurs du même ordre. Il est, sans doute, des maladies infectieuses que nous ne pouvons reconnaître, à leur début, faute d'une symptomatologie. Elles ne se révèlent à nous que lorsque paraissent les signes, dus à la lente évolution des lésions causées par une localisation ancienne de l'agent pathogène, La sclérose en plaques, la sclérose latérale amyotrophique sont, peut-être, dans ce cas. Bien des néphrites relèvent d'infections lointaines dont aucun symptôme n'a permis la connaissance au moment où les virus ont envahi l'organisme.

Il est donc probable que, dans la voie d'atténuation progressive, d'effacement, les maladies infectieuses ont passé, passent et passeront par des formes inapparentes.

Nous saisissons mieux, a présent, l'importance de ces formes, de connaissance si récente. Première étape parfois, dernière étape souvent, des maladies infectieuses., forme possible dans une espèce animale à la seconde de ces étapes, quand l'infection est à la phase de symptômes dans l'autre, la maladie inapparente est le réservoir insoupçonné de bien des maux, Aussi pouvons-nous dire que nous sommes environnés sans le savoir, et atteints, de temps en temps, sans le savoir davantage, de maladies inapparentes.

Rappelons, pour terminer, les résultats que nous avons obtenus par l'inoculation à notre espèce de deux maladies, communes chez des animaux domestiques. Il nous avait semblé singulier, alors que tant d'infections lui viennent des animaux : rage, échinococcose, charbon, fièvre ondulante, tuberculose, peste, etc., que l'homme ne joue jamais ou presque jamais le rôle de réservoir de virus pour les espèces animales qui l'entourent. Nous avons pensé qu'il n'y avait là, peut-être, que défaut de recherches. D'autre part, l'expérience se présentait comme inoffensive, Il était évident, en effet, que, si l'homme contractait quelqu'une de ces maladies, nul médecin ou vétérinaire n'ayant observé le fait, la maladie ne pouvait revêtir que la forme inapparente.

Il en est bien ainsi. Nous avons pu facilement reproduire chez l'homme, sous cette forme sans symptôme, la maladie du jeune

Charles Nicolle

âge du chien, puis, avec L. Balozet, la peste porcine. Des recherches ultérieures montreront la portée de ces faits au point de vue de la contagion, c'est-à-dire du rôle de réservoir de virus que notre espèce peut jouer vis-à-vis des animaux domestiques sensibles. La sensibilité n'implique pas que le virus, introduit par nos expériences, puisse sortir de l'organisme humain pour infecter un autre être. Il faut, pour qu'il le fasse, qu'il se trouve éliminé par les muqueuses. Le fait ne paraît guère probable pour la maladie du jeune âge. Pour la peste porcine, nous aurons à chercher la voie de sortie du virus.

Au point de vue général, le seul qui nous intéresse ici, une question se pose. Lorsqu'une maladie infectieuse frappe deux espèces que les circonstances de leurs vies font voisines, tel l'homme et son compagnon millénaire, le chien, et que l'une des espèces contracte la maladie sous une forme grave, à symptômes, l'espèce la moins sévèrement atteinte est, d'ordinaire, celle qui a été, dans le passé, la première frappée. L'infection s'est épuisée peu à peu sur elle au cours des siècles, tandis qu'elle témoigne, par l'intensité de ses symptômes sur l'autre espèce, que celle-ci ne lui est pas encore accoutumée. La maladie du jeune âge serait donc une infection primitive de l'homme, passée de lui au chien qu'elle frappe aujourd'hui avec violence, tandis qu'elle serait devenue inoffensive pour son premier porteur.

Des divers procédés d'effacement naturel des maladies infectieuses dans leurs rapports avec les diverses catégories d'agents pathogènes

Nous n'avons parlé jusqu'à présent, dans ce chapitre, que d'un mode d'effacement naturel des maladies infectieuses, première phase de leur disparition, la diminution progressive de la gravité des symptômes aboutissant à la forme inapparente. Il est une autre manière de faire, naturelle, qui peut tendre au même but, la transformation d'une maladie générale en maladie locale.

Cette modification dans l'activité pathogène de l'agent causal ne nous est pas inconnue. Nous avons vu que les choses se passent parfois ainsi dans le cas de vaccinations insuffisantes ou de traitements insuffisants. L'action incomplète du vaccin ou du médicament substitue à l'infection générale, à la septicémie, une ou des lésions locales, telles que les granulomes ou les abcès. Le virus syphilitique, incomplètement combattu, se localise dans le tissu sous-cutané ou dans le tissu nerveux. Mêmes faits se passent quand la maladie non traitée se prolonge. La syphilis secondaire est une infection générale ; la syphilis tertiaire se traduit par des lésions localisées.

Le pneumocoque ne se conduit pas d'autre manière lorsque, le péril de l'infection pneumonique évité, il se localise sur la plèvre, le péricarde ou sur une autre séreuse, par suite d'une vaccination naturelle incomplète. Le bacille d'Eberth agit de même lorsque, le péril de la fièvre typhoïde passé, il frappe une articulation, un os, la vésicule biliaire, et détermine leur suppuration.

Ce que l'on observe, au cours de la maladie individuelle se voit de même quand on étudie la maladie dans son évolution historique. Nous avons. dit que, bien que récente, la fièvre ondulante qui est encore, dans l'immense majorité des cas, une infection générale, tend à donner des formes localisées. Le pneumocoque y tend depuis plus longtemps aussi. La bronchopneumonie à pneumocoque qui a pris peu à peu la place de la pneumonie véritable, a pour caractère différentiel avec elle de se traduire par des petits foyers séparés et multiples au lieu de frapper de façon massive tout un lobe d'un poumon ou davantage. La pneumonie était déjà une forme localisée ; elle traduisait un degré notable de résistance de notre espèce à un agent pathogène qui la frappe depuis de longs siècles. Les nègres, pour lesquels le pneumocoque est un ennemi récent, n'en sont point encore à ce stade pneumonique que les Européens sont en train de quitter pour passer à la phase purulente. L'atteinte de la race noire par le pneumocoque se traduit, d'ordinaire, par une septicémie très grave, très souvent mortelle.

Le cours naturel des choses, c'est-à-dire la répétition des atteintes au travers des siècles, tend donc à la suppression des maladies infectieuses par deux procédés : l'effacement lent et progressif de certaines infections générales, la transformation d'autres infections générales en infections localisées.

Il est digne de remarque, quoiqu'il n'ait pas encore été remarqué,

Charles Nicolle

qu'il existe un rapport très net entre ces deux types d'évolution vers la disparition naturelle d'une maladie et la nature des agents pathogènes.

L'effacement progressif avec maintien jusqu'au bout du caractère d'infection générale, septicémique, appartient aux maladies qui relèvent de l'action des inframicrobes. La disparition par transformation progressive de l'infection générale en infection locale est le propre des maladies qui reconnaissent pour agents pathogènes des microbes visibles, en particulier des bactéries.

Peut-être cette barrière n'est-elle pas absolue. Il n'y a rien d'absolu en biologie et l'on ne devrait pas y parler de barrière. Mais il est permis de dire que cette division traduit le fait ordinaire. Les exceptions qui peuvent venir de la mémoire à l'esprit renforcent plutôt l'opinion qu'elles ne la démentent. Les typhus se comportent comme des maladies à inframicrobes ; ils sont dus à des bactéries particulières, remarquablement exiguës. Les rickettsia sont, on pourrait le dire, les plus gros des inframicrobes. Les spirochètes qui se comportent de façon intermédiaire et les tréponèmes, leurs parents, sont des agents pathogènes chez lesquels nous connaissons l'existence de deux formes, l'une bactérienne, l'autre inframicrobienne. Et puis, n'avons-nous pas émis l'opinion que les inframicrobes ont pour origine des microbes visibles ?

Un autre fait, digne de remarque, est que le pouvoir préventif du sérum des convalescents et sa longue persistance (jusqu'à 30 et 60 ans dans la fièvre jaune d'après Sawyer) n'appartient pour ainsi dire qu'aux maladies dues aux inframicrobes. Or, l'existence d'un pouvoir préventif, succédant à une atteinte de la maladie, et sa longue durée, sont des faits qui nous permettent de comprendre comment s'établit cette immunité progressive qui, passant d'une génération à l'autre, aboutit à l'effacement de la maladie infectieuse. Cet effacement sera donc plus régulier dans les cas d'infections à inframicrobes.

Nous avons laissé de côté, dans notre étude, l'effacement des maladies à début purement local. Il est, pour elles, un mécanisme analogue à celui qui efface définitivement la maladie générale après qu'elle s'est localisée. La résistance de l'espèce, ayant progressivement augmenté au cours des siècles, l'infection locale se réduit finalement à rien. Certaines maladies infectieuses locales peuvent, d'autre part, représenter le premier stade d'une maladie dont l'agent pathogène se généralisera plus tard.

Nous n'avons pu parler de tout. Il faut laisser leur part aux conceptions téméraires de demain.

L'effacement progressif de l'activité pathogène du virus chez l'invertébré transmetteur

Nous n'avons guère qu'à répéter ici ce que nous avons déjà dit dans un chapitre précédent.

L'invertébré qui transmet un virus à une espèce supérieure peut être indifférent vis-à-vis de ce virus, soit qu'il ne fasse que ramasser ce virus dans la nature et le transporter sur l'être réceptif, soit que l'agent pathogène se conserve ou cultive chez lui, dans son tube digestif ou bien dans un de ses organes, sans lui occasionner de maladie véritable. La puce tolère le bacille pesteux dans son intestin ; l'anophèle se prête aux transformations de l'hématozoaire du paludisme qui s'enkyste dans la paroi de son estomac et y produit des formes jeunes lesquelles, libérées, envahiront l'appareil buccal de l'insecte pour être transmises à l'homme par la piqûre ; le pou offre au spirochète de la récurrente mondiale l'hospitalité de son sang qui lui permettra de se multiplier sous la forme invisible à laquelle succèdent des spirochètes nouveaux.

Dans tous ces cas, s'il y a parasitisme de la part de l'infiniment petit, l'hôte invertébré ne paraît pas en souffrir. Peut-être n'en a-t-il pas été toujours ainsi. Peut-être cette tolérance actuelle ne s'est-elle établie qu'après une période durant laquelle l'invertébré réagissait vis-à-vis de l'envahisseur sous forme de maladie infectieuse. Il est bien difficile de se prononcer. Nous l'avons dit, les, invertébrés ne se défendent pas contre les agents pathogènes à la manière des animaux supérieurs.

Il est des cas dans lesquels on peut estimer que l'invertébré souffre de l'infection qu'il transmet et qu'il s'immunise vis-à-vis d'elle. Nous avons cité le seul vraiment probant de ces cas, celui de l'infection du pou par les virus des typhus.

Charles Nicolle

Le virus du typhus murin est hautement pathogène pour le pou. Il provoque, chez lui, une entérite aiguë, rapidement et constamment mortelle. Les poux commencent de périr le troisième jour de l'infection ; ils sont tous morts, le sixième. Avec le virus de l'Ancien Monde, l'infection est sévère, peut-être n'est-elle pas constamment fatale. En tout cas, la mortalité ne débute qu'à partir du sixième jour et se continue jusqu'à la date de la mort physiologique de l'insecte.

Ces constatations que nous devons à Weigl permettent de penser que le pou n'est pas un facteur très ancien dans l'histoire du typhus historique et qu'il est un facteur tout à fait récent dans celle du typhus murin. Cette haute sensibilité ne lui permet pas d'y jouer, sans doute, un rôle extrêmement important ; elle s'oppose à la diffusion du mal. Il y a, en tout cas, dans le comportement différent du pou vis-à-vis des deux virus typhiques une indication de portée générale. Le pou commence à s'accoutumer au virus historique ; il tend donc à se passer, chez l'insecte, ce qui se passe chez les animaux supérieurs lorsque des générations successives se trouvent frappées par une même maladie ; il là supportent de mieux en mieux, finalement ils n'en souffrent plus et l'infection, en tant que maladie, s'éteint. Le pou n'en est pas encore là dans le cas du typhus historique. Au contraire, la puce qui peut transmettre les deux virus typhiques et qui n'en témoigne aucun trouble, paraît, pour cette raison, être arrivée à la tolérance vis-à-vis d'eux, ce qui fait supposer qu'elle est un facteur plus ancien, dans l'histoire de ces maladies, que le pou.

L'effort humain contre l'effort naturel

Si l'intelligence de l'homme lui a permis de réaliser de grands progrès dans la lutte contre les maladie, si souvent son effort s'ajoute à celui de la nature pour limiter, peut-être un jour supprimer, les maladies infectieuses, il ne faut pas croire que les deux forces s'additionnent toujours. L'effort limité et intelligent de l'homme peut parfois contrarier l'effort aveugle, mais continu de la nature.

Pour. se rendre compte des deux sens contraires dans lesquels peut s'exercer l'effort humain il suffit de se rappeler que la seule voie que suive la nature pour réaliser la suppression d'une maladie est de frapper pendant des siècles toutes les générations de l'espèce sensible. L'immunité qui suit l'atteinte de l'individu par la maladie naturelle se transforme ainsi, peu à peu, en une résistance héréditaire de plus en plus grande qui aboutit, en fin de compte, à une véritable immunité de l'espèce.

Par l'emploi des vaccins préventifs, l'homme agit dans le même sens que la nature et son intervention s'ajoute, dans ces cas, à l'action de celle-ci. '

Les méthodes qui soustraient les individus de l'espèce sensible à l'attaque de la maladie naturelle ont un effet opposé. Le civilisé qui boit une eau pure évite, par cette précaution, la fièvre typhoïde, la dysenterie, le choléra, toutes maladies qui se prennent par l'eau. Le non-civilisé, au contraire, absorbe, dès le jeune âge, les germes de ces maladies avec l'eau impure dont il s'abreuve. Ces germes lui communiquent ces infections sous forme ou moyenne ou bénigne, finalement sous forme inapparente ; dans tous les cas, ils le vaccinent.

Les civilisés, s'ils se trouvent, du fait d'un changement dans leur vie, empêchés de suivre les précautions qui les protègent d'ordinaire, rencontrent ces germes et contractent la maladie sous forme sévère. Si nous nous plaçons au point de vue de la disparition des maladies, ils constituent, à l'inverse des non-civilisés une réserve excellente pour la conservation de l'agent pathogène et, par conséquent, de l'infection qu'il cause.

La suppression du pou, amenée dans les nations civilisées par les progrès de la propreté, a supprimé la résistance ancienne qu'offraient les hommes de ces mêmes nations quand, du fait du pou, le typhus sévissait sur elles à toutes les générations. Ces hommes offrent, à présent, une sensibilité extrême à la maladie lorsqu'ils s'y exposent. Ils constituent donc eux aussi, une réserve de sujets particulièrement favorable à la conservation du virus. La mesure prophylactique, excellente pour faire reculer le typhus, lui permet de brillantes reprises le jour où, par suite de misères ou de guerres, l'hygiène et la propreté fléchissant, le pou reparaît.

Ajoutons que ces considérations d'ordre général ne doivent pas distraire les civilisés de suivre les méthodes rationnelles qui les

Charles Nicolle

protègent des épidémies, mais les engager, au contraire, à étendre le bénéfice de ces mesures à leurs semblables moins civilisés. Qu'importe que le typhus et la fièvre typhoïde résistent en quelques points du globe d'où nous pouvons espérer un jour les déloger, si un nombre de plus en plus grand d'humains leur échappe ? Nous devons avoir plus de foi dans notre action rapide et logique que dans les voies obscures, hypothétiques et à longue échéance de la nature.

Chapitre VI : Destin des maladies infectieuses

Nous ne saurions mieux terminer cet essai, où tout est plutôt façon d'envisager les questions qu'hypothèses, qu'en esquissant le tableau de ce que seront les maladies infectieuses dans l'avenir.

Il en naîtra de nouvelles ; il en disparaîtra lentement quelques-unes ; celles qui subsisteront ne se montreront plus sous les formes que nous leur connaissons aujourd'hui. Au total, quel sera le résultat de ce changement ? Si le nombre des maladies nouvelles dépasse celui des maladies qui disparaîtront, que deviendront nos descendants et les animaux domestiques dans un monde, de plus en plus peuplé en germes pathogènes ?

L'homme, par son intelligence, constitue un tel facteur de l'avenir du monde qu'il nous faut, pour essayer de répondre, envisager deux cas, celui où la civilisation humaine ne fera que se développer et s'étendre davantage, celui où la civilisation des hommes rétrograderait.

Si la civilisation humaine se maintient, si elle continue de se développer et de s'étendre, les maladies infectieuses augmenteront de nombre dans toutes les régions du globe. À l'exception de celles qui, ancrées à certains sols du fait des conditions de leur conservation, ont peu de tendance à l'extension, et de celles qui sont sous la dépendance d'un facteur climatérique, les échanges, les migrations, importeront en tous pays les maladies humaines et animales de chaque région. L'oeuvre est déjà très avancée elle est assurée d'avenir.

Mais, si l'homme civilisé doit fatalement poursuivre son rôle de propagateur des agents pathogènes, les progrès de la science humaine armeront de mieux en mieux nos descendants contre toutes les maladies infectieuses. Plus nombreuses, plus répandues, ces maladies seront moins à craindre. Une meilleure défense équilibrera les dangers de menaces plus fréquentes. Au total, l'homme et les animaux domestiques ne seront pas plus souvent malades, sans doute moins, et ils mourront moins souvent.

Si la civilisation humaine subissait un recul si des peuples moins civilisés et plus prolifiques prenaient, dans un nouveau moyen âge, le pas sur les nations éclairées, si le nombre total des hommes venait à diminuer, si même notre espèce venait à disparaître, dans ces hypothèses qui réduiraient ou supprimeraient la valeur du facteur humain, l'avenir des maladies infectieuses n'appartiendrait plus qu'à la nature.

Les espèces animales, y compris la nôtre survivante, s'isoleraient et, avec elles, leurs maladies. Dans chaque îlot (certains seraient réellement des îles), les passages des maladies contagieuses seraient de plus en plus malaisés. Du coup, certaines cesseraient d'exister dans certains foyers ; peut-être, les difficultés étant partout les mêmes, elles s'éteindraient. Celles qui subsisteraient, sévissant sur les mêmes populations pendant des générations et des siècles, rencontreraient du côté de ces populations une résistance sans cesse accrue ; elles s'effaceraient, pour enfin disparaître. Il y aurait donc, dans cet avenir lointain et hypothétique, un moindre nombre de maladies infectieuses différentes sur le globe. Mais, l'intelligence humaine faisant désormais défaut, moins bien protégés, moins bien soignés, hommes et bêtes domestiques offriraient aux agents pathogènes une proie plus aisée et moins résistante. Il y aurait donc, à la fois, moins de causes de maladies et, sans doute, pour chacune, plus de malades et plus de morts.

L'observation des phénomènes de la nature, quels qu'ils soient, conduit à des conclusions identiques. La maladie infectieuse est un phénomène biologique comme les autres. Elle porte les caractères de la vie qui cherche à se perpétuer, 'qui évolue et qui tend à l'équilibre.

Il ne sera pas sensiblement changé en apparence, pas du tout au point de vue global, dans les maladies infectieuses, quels que

Charles Nicolle

soient les circonstances à venir et les efforts des hommes.

Nous devons faire confiance à ceux qui nous suivront : pacifiques et meilleurs, ils sauront de mieux en mieux se défendre, protéger leurs pareils et les animaux utiles à leur vie contre la tourbe dantesque, mais inintelligente, indisciplinée des maladies infectieuses.

Fin

ISBN : 978-1539645603